Grigori Grabovoi

DIE ZAHLEN DER STERNE FÜR EIN EWIGES LEBEN

Die Arbeit „Die Zahlen der Sterne für ein ewiges Leben" wurde von Grabovoi Grigorii Petrovich im Jahre 2000 in russischer Sprache verfasst. Ergänzt von Grabovoi G. P.

Jelezky Publishing, Hamburg 2014

Jelezky Publishing, Hamburg
www.jelezky-publishing.eu

1. Auflage
Deutsche Erstausgabe, Februar 2014
© 2014 der deutschsprachigen Ausgabe
Jelezky Publishing, Hamburg
SVET UG Hamburg (Herausgeber)

GRIGORI GRABOVOI®

Cover Gestaltung: Sergey Jelezky, www.jelezky.org
Weitere Informationen zu den Inhalten:
SVET Zentrum, Hamburg
www.svet-centre.com, info@svet-centre.com

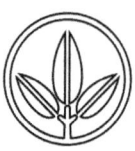

© SVET UG (haftungsbeschränkt),
Die Verwertung der Texte und Bilder, auch auszugsweise, ist ohne Zustimmung des Verlags urheberrechtswidrig und strafbar. Dies gilt auch für Vervielfältigungen, Übersetzungen, Mikroverfilmung und für die Verarbeitung mit elektronischen Systemen.

ISBN: 978-3-943110-93-7   © Г. П. Грабовой, 2000

Haftungsauschluß

Die hier zuvor gegebenen Informationen dienen der Information über Methoden zur Selbsthilfe, die auch für andere Menschen anwendbar sind. Die Methoden haben sich seit vielen Jahren bewährt, doch eine Erfolgsgarantie kann nicht übernommen werden. Die vorgestellten Methoden von Grigori Grabovoi sind mentale Methoden der Ereignissteuerung. Sie basieren auf der individuellen geistigen Entwicklung. Jeder, der diese Methoden für sich oder andere anwendet oder auch weitergibt, handelt in eigener Verantwortung.

Die Nutzung des hier vorgestellten Inhaltes ersetzt nicht den Arztbesuch und das ärztliche Tun in Form von Diagnose, Therapie und Verschreibungen. Auch die Absetzung verschriebener Medikamente darf aus dem Inhalt dieser Schrift nicht abgeleitet werden.

Wir möchten ausdrücklich darauf hinweisen, daß diese Steuerungen keine „Behandlung" im konventionellen Sinne darstellen und daher die Behandlung durch Ärzte nicht einschränken oder ersetzen sollen.

Im Zweifelsfall folgen Sie also den Anweisungen Ihres behandelnden Arztes, oder eines sonstigen Mediziners, oder Apothekers Ihres Vertrauens!
(Und erzielen dementsprechend die konventionellen Ergebnisse.)

Jelezky Publishing UG

INHALTSVERZEICHNIS

EINFÜHRUNG...8

Das Sternbild Andromeda (ANDROMEDA) 22
Das Sternbild Zwillinge (GEMINI)..29
Das Sternbild Großer Bär (URSA MAJOR).........................38
Das Sternbild Großer Hund (CANIS MAJOR)....................47
Das Sternzeichen Waage (LIBRA) 50
Das Sternzeichen Wassermann (AQUARIUS)....................53
Das Sternbild Fuhrmann (AURIGA)......................................61
Das Sternbild Wolf (LUPUS) 66
Das Sternbild Bootes (BOOTES)..69
Das Sternbild Haar der Berenike (COMA BERENICES).......75
Das Sternbild Rabe (CORVUS)...81
Das Sternbild Herkules (HERCULES)...................................83
Das Sternbild Wasserschlange (HYDRA) 89
Das Sternbild Taube (COLUMBA) 94
Das Sternbild Jagdhunde (CANES VENATICI) 97
Das Sternbild Jungfrau (VIRGO) 100
Das Sternbild Delphin (DELPHINUS)..................................106
Das Sternbild Drache (DRACO) 109
Das Sternbild Einhorn (MONOCEROS)..............................114
Das Sternbild Altar (ARA)...117
Das Sternbild Maler (PICTOR) 120
Das Sternbild Giraffe (CAMELOPARDALIS) 123
Das Sternbild Kranich (GRUS) 127
Das Sternbild Hase (LEPUS)...130

Das Sternbild Schlangenträger (OPHIUCHUS) 133
Das Sternbild Schlange (SERPENS) 137
Das Sternbild Schwertfisch (DORADO) 142
Das Sternbild Indianer (INDUS) 144
Das Sternbild Cassiopeia (CASSIOPEIA) 147
Das Sternbild Schiffskiel (CARINA) 151
Das Sternbild Walfisch (CETUS) 155
Das Sternbild Steinbock (CAPRICORNUS) 162
Das Sternbild Kompass (PYXIS) 166
Das Sternbild Hinterdeck (PUPPIS) 168
Das Sternbild Schwan (CYGNUS) 172
Das Sternbild Löwe (LEO) 178
Das Sternbild Fliegender Fisch (VOLANS) 183
Das Sternbild Leier (LYRA) 185
Das Sternbild Füchschen (VULPECULA) 187
Das Sternbild Kleiner Bär (URSA MINOR) 190
Das Sternbild Füllen (EQUULEUS) 193
Das Sternbild Kleiner Löwe (LEO MINOR) 195
Das Sternbild Kleiner Hund (CANIS MINOR) 197
Das Sternbild Mikroskop (MICROSCOPIUM) 199
Das Sternbild Fliege (MUSCA) 201
Das Sternbild Luftpumpe (ANTLIA) 203
Das Sternbild Winkelmaß (NORMA) 205
Das Sternbild Widder (ARIES) 207
Das Sternbild Oktant (OCTANS) 209
Das Sternbild Adler (AQUILA) 211
Das Sternbild Orion (ORION) 213
Das Sternbild Pfau (PAVO) 216

© Г. П. Грабовой, 2000

Das Sternbild Segel (VELA) 218
Das Sternbild Pegasus (PEGASUS) 220
Das Sternbild Perseus (PERSEUS) 223
Das Sternbild Ofen (FORNAX) 226
Das Sternbild Paradiesvogel (APUS) 228
Das Sternbild Krebs (CANCER) 230
Das Sternbild Grabstichel (CAELUM) 233
Das Sternbild Fische (PISCES) 235
Das Sternbild Luchs (LYNX) 237
Das Sternbild Nördliche Krone (CORONA BOREALIS) 239
Das Sternbild Sextant (SEXTANS) 242
Das Sternbild Netz (RETICULUM) 245
Das Sternbild Skorpion (SCORPIUS) 247
Das Sternbild Bildhauer (SCULPTOR) 250
Das Sternbild Tafelberg (MENSA) 252
Das Sternbild Pfeil (SAGITTA) 254
Das Sternbild Schütze (SAGITTARIUS) 256
Das Sternbild Fernrohr (TELESCOPIUM) 259
Das Sternbild Stier (TAURUS) 261
Das Sternbild Dreieck (TRIANGULUM) 263
Das Sternbild Tukan (TUCANA) 265
Das Sternbild Phoenix (PHOENIX) 267
Das Sternbild Chamäleon (CHAMAELEON) 269
Das Sternbild Centaur (CENTAURUS) 271
Das Sternbild Cepheus (CEPHEUS) 277
Das Sternbild Zirkel (CIRCINUS) 280
Das Sternbild Penduluhr (HOROLOGIUM) 282
Das Sternbild Becher (CRATER) 285

© Г. П. Грабовой, 2000

Das Sternbild Schild (SCUTUM) 288
Das Sternbild Eridanus (ERIDANUS) 297
Das Sternbild Kleine Wasserschlange (HYDRUS) 303
Das Sternbild Südliche Krone (CORONA AUSTRALIS) 307
Das Sternbild Südlicher Fisch (PISCIS AUSTRINUS) 309
Das Sternbild Kreuz des Südens (CRUX) 312
Das Sternbild Südliches Dreieck
(TRIANGULUM AUSTRALE) 314
Das Sternbild Eidechse (LACERTA) 315

© Г. П. Грабовой, 2000

EINFÜHRUNG

Die fernen Sterne, von denen wir mit dem physischen Sehen nur das Licht wahrnehmen, haben eine enge Verbindung mit der Seele des Menschen. Der Mensch kann mit dem physischen Sehen das Licht seiner Seele wahrnehmen, das sich mit dem Licht des Körpers des Menschen mischt. Bei so einem Verständnis kann man sehen, dass sich in einer gewissen Entfernung vom Körper des Menschen und auf dem Körper des Menschen das Licht der Sterne überschneidet und sich mit dem Licht der Seele vereinigt. Das Licht der Sterne stellt in einem gewissen Sinne ein Element der Ewigkeit von dem Gesichtspunkt her dar, dass so ein Licht den Menschen oft über Millionen Lichtjahre trifft und gleichzeitig ein Tor zu jener Welt ist, die sich hinter den Sternen befindet und unendlich ist. Die ewige Seele, die mit dem ewigen Licht der Sterne in Berührung kommt, kann durch den Willen des Menschen die umgebende physische Realität und die Informationsrealität, die alles beinhaltet, was zur Information gehört, beeinflussen.

Die Sicherung des ewigen Lebens des Menschen wird erreicht durch die Konzentration in den Bereichen der Wechselwirkung des Lichts der Sterne und der Seele des Menschen. Diese Bereiche der Wechselwirkung sind in Form von Zahlenreihen dargestellt.

Methoden der Arbeit mit solchen Zahlenreihen sind: die Betrachtung mit dem geistigen Sehen oder man stellt sie sich als Zahlenreihe vor, die neben dem Körper des Menschen beginnt und sich auf die am anderen Ende abgerundete silberweiße Linie legt. Die Reihe endet am Ende dieser Linie, und durch die Zahl, mit der die Reihe endet, wird die Vereinigung mit dem Licht des Sterns durchgeführt.

Die Endzahl, mit der die Reihe endet, erwirbt die Eigenschaft der Unendlichkeit. Durch diese letzte Zahl der Reihe schließt sich der Mensch an die Ewigkeit an, deren besonderer Fall das ewige Leben des Menschen, aller Menschen und überhaupt des gesamten Lebens ist.

Die Energiereserven der Ewigkeit ermöglichen es, die Objekte der physischen Welt zu steuern, zum Beispiel das Gewicht eines physischen Körpers zu verringern, oder durch Willenskraft, verbunden mit Konzentration, einen auf die Erde zufliegenden Asteroiden abzulenken. Diese Möglichkeit muss man nutzen, weil die Garantie des ewigen Lebens das Vorhandensein eines vor bedrohenden Asteroiden oder anderen Problemen der Umwelt sicheren geschützten physischen Trägers im Weltall ist, auf dem der Mensch lebt. Um zur Sicherung des ewigen Lebens des Menschen auf solche physischen Körper einzuwirken, muss man sich auf die erste Ziffer der Reihe konzentrieren, die dem Stern entspricht.

Nach dem Namen des Sterns kann man bestimmen, in welchem Bereich des Weltalls Probleme entstehen können. In diesem Fall kann man mit dem geistigen Sehen erkennen, dass, wenn das Problem in der Richtung des Lichtstrahls, der vom Stern ausgeht, liegt, dann beginnt die Zahlenreihe, die zu dem Stern gehört, anfangs in grünlicher Farbe zu leuchten, die dem Menschen hilft, die Situation schneller zu korrigieren; danach in rötlicher Farbe, wenn das Problem anwächst; und in gelblicher Farbe, wenn das Problem eine Extralösung erfordert.

Für die Normalisierung der Situation und für die Lösung des sich in dieser Weise zeigenden Problems des äußeren Raums muss man die Reihe gedanklich silberweiß vorstellen und mit Willenskraft diese Einstellung eine Zeit halten. Oft sind nur Millisekunden nötig, um die Information zu normalisieren, aber in einigen Fällen dauert es auch länger. Bei der Lösung eines Problems kann die Reihe, die dem Stern entspricht, eine Zeit blaues Licht oder andere Licht Töne außer gelben ausstrahlen. In der Struktur der Weltordnung kann man oft die Nichtzufälligkeit dieser oder anderer Prozesse beobachten. Zum Beispiel erinnern die gelblichen Schattierungen der Sonne den Menschen unterschwellig an die Notwendigkeit, die geistigen Kräfte und das Bewusstsein für die Steuerung des äußeren Raums zu entwickeln.

Die Sonne ist in diesem Sinne auch eine Trainingsebene der Realität, dabei mit objektiven Merkmalen des Einflusses auf die Materie des Menschen. Bei langem Betrachten der Sonne können Schädigungen der Augen auftreten, was die Gefährlichkeit der gelblichen Schattierungen begründet und anregt, einen Schutz vor den Ereignissen zu finden, die nach dem gelben Licht kommen. Gleichzeitig veranlasst die Sonne die Menschheit, über das Leben auf der Erde nachzudenken, wenn die Energie der Sonne zu schwinden beginnt. Und das ist wieder eine Aufgabe der Steuerung der Makroobjekte des äußeren Raums. Von der kleinen Erde soviel Energie zu sammeln, um in so einem Fall die Funktion der Sonne wiederherzustellen, stellt sich sehr problematisch dar, selbst wenn sich die technischen Systeme stark entwickeln. Es ergibt sich solch eine objektive Realität, dass jeder vernünftige Mensch für die Sicherung seiner Lebensbedingungen das entwickeln muss, was immer bei ihm ist – seinen Geist, seine Seele und sein Bewusstsein bis zu dem Niveau der Sicherung der absoluten Kontrollierbarkeit des gesamtem äußeren Raums.

Wenn im Bereich eines Sterns, der Unruhe ausstrahlt, die neben ihm befindlichen Sterne beginnen, ein grünes, danach ein alarmierendes rotes oder ein gelbes Signal auszustrahlen, dann kann man nach den Gesetzen der Optik verstehen, dass sich ein Objekt der Erde nähert, und dass es notwendig ist, für einige Sterne den Bereich des Lichts zu normalisieren. Viele Objekte nähern sich der Erde auf zig Lichtjahre oder auf tausende Lichtjahre, aber an einer bestimmten Stelle, in der Regel einige zig Lichtjahre von der Erde entfernt, beginnt im Falle eines gefährlichen Objekts die Sicherung des Lebens auf der Erde zu arbeiten, und das Objekt fliegt vorbei oder wird abgelenkt, ohne die Erde zu treffen.

Der Schöpfer, der den Menschen das Wissen des ewigen Lebens gibt, hat auch das Vorhandensein einer genügenden Menge Zeit vorgesehen, die ausreichend ist, dass die Menschen lernen, den ganzen äußeren Raum zu steuern, für die Sicherung des ewigen Lebens für alle, für jeden Einzelnen und für das Leben überhaupt. Selbst wenn ein gefährliches Objekt, das sich in Richtung Erde bewegt, Jahrtausende braucht, um sich der Erde zu nähern, ist trotzdem zu wünschen, dass schon jetzt mit Hilfe der Zahlenreihen eine Normalisierung der Situation durchgeführt wird, weil sich der Wille vieler Menschen, der eine lange Zeit auf die Sicherung normaler Bedingungen für ein ewiges Leben gerichtet ist, ausgedrückt in Form der Konzentration auf die Zahlenreihen, der Gebete, der Gespräche der Seele des Menschen mit Gott, summiert und sicher die Ereignisse normalisiert.

Die Tätigkeiten zur Normalisierung des äußeren Raums können dem Organismus einen großen Nutzen bringen, weil sie den Organismus des Menschen stärken, ihn dadurch befähigen, schneller für sich und alle anderen die notwendigen Bedingungen für ein ewiges, gesundes und harmonisches Leben zu sichern. Um eine Analogie zur physischen Welt zu zeigen, dann erinnert die Arbeit zur Steuerung der Objekte des kosmischen Raums an ein Training mit einem Krafttrainingsgerät.

Für das Niveau des Denkens führt eine solche Arbeit dazu, dass die mentale Tätigkeit stärker wird, dass sich die Materie des Gehirns schnell wiederherstellt. Wenn man die sich auf solche Art vergrößernden Reserven des Gehirns für die Integration verschiedener Prozesse zur Sicherung des ewigen Lebens anwendet, kann man die Realität schneller zu einer garantierten
Sicherung des ewigen Lebens für alle führen. Bei so einer angestrengten Tätigkeit des Gehirns in der Richtung der ewigen Entwicklung wächst die Klarheit des Bewusstseins, auf welches keine äußeren Umstände einwirken, und innerlich beginnt der Mensch standhafter die Linie des ewigen Lebens in unterschiedlichen Fällen zu halten.

Die Möglichkeit der Reproduktion der Gedanken beginnt immer häufiger vom gesamten Körper des Menschen auszugehen und wird nicht nur als Entstehung von Gedanken im Kopf empfunden. Der Mensch beginnt wahrzunehmen, dass sein ganzer Körper am Denkprozess teilnimmt, und diese Wahrnehmung wird vom Menschen als glückliche Weltempfindung aufgenommen. Der durch den ganzen Körper des Mensche reproduzierte Gedanke schafft die Realität des Schöpfertums, durch das das ewige Leben des Menschen natürlich gesichert wird, weil man auf schöpferischem Weg jede beliebige Aufgabe lösen kann.

So wird durch die Konzentration auf die Zahlen der Sterne das subjektive, vom Menschen selbst abhängende Herangehen an die reale Sicherung des ewigen Lebens des Menschen selbst und aller anderen Menschen geformt.

Mit der Zeit wird das ewige Leben für den Menschen natürlich. Dieses ewige Leben realisiert das Nichtsterben, weil die Technologie des Nichtsterbens wegen der Möglichkeit einer steuernden Kontrolle nicht vom äußeren Raum abhängt. Die Methoden der Konzentration auf die Zahlen der Sterne, die offenbar die Information des gesamten unendlichen äußeren Raums verwenden, realisieren voll die Technologie der Wiederbelebung, des Auferweckens, weil der endlose Raum eine endlose Informationsmenge bedeutet, die offenbar für eine endlose Zeit so wechselseitig angeordnet werden kann, dass alles zu neuem Leben erweckt wird. Der ganze endlose äußere Raum, der die Sterne enthält, ermöglicht es, das ewige Leben, das nicht nur aus dem Nichtsterben der Lebenden besteht, sondern auch aus der obligatorischen Wiederauferstehung der Verstorbenen, weil der endlose Raum ein Fakt der Realität ist, komplex wahrzunehmen. Dieser Fakt der Realität sichert nach dem Gesetz der Ähnlichkeit in den allgemeinen Verbindungen das Ereignis der Verbreitung der Endlosigkeit, was für den Menschen die Ewigkeit bedeutet. Die Endlosigkeit der Zahl der Sterne, addiert aus der Empfindung des endlosen Raums hinter den Sternen, erlaubt es, die Methodik der Steuerung künftiger Ereignisse außerhalb der laufenden Zeit zu begreifen und so die Zukunft des ewigen Lebens zu sichern.

In diesem Buch werden die Zahlenkonzentrationen nach den Sternbildern und konkret nach jedem Stern zusammengestellt. Die Kreuzung der Konzentrationen geht so vor sich, dass bei Kreuzung nach

© Г. П. Грабовой, 2000

dem Sternbild alle Sterne, die zum Sternbild gehören, verbunden werden können. Das heißt, zuerst wird die Konzentration auf Zahlen durchgeführt, die zum Sternbild gehören, dann die Konzentration auf Zahlen, die dem Stern entsprechen. Dabei kann man eine Art der Konzentration nutzen, bei der nach den Zahlen der Sternbilder für die Sicherung des ewigen Lebens die Konzentrationen auf drei von euch ausgewählte Sterne erfolgt, auf Zahlen, die diesen Sternen entsprechen.

Bei der Arbeit mit den Zahlen der Sterne ist zu berücksichtigen, dass mit den Geräten die Strahlung von jener Lage des Sterns im kosmischen Raum festgestellt wurde, die er in der Vergangenheit eingenommen hat, in der Gegenwart einnimmt und in der Zukunft einnehmen wird. So muss man in Fällen der Steuerung unter Verwendung der Zahlen der Sterne berücksichtigen, dass im kollektiven Bewusstsein Angaben darüber vorhanden sind, dass die Ausstrahlung von Ereignissen nicht nur der Gegenwart, sondern auch der Vergangenheit und der Zukunft auf die physischen Körper in der Gegenwart einwirkt. Astronomische Beobachtungen, die das bestätigen, wurden in den 1970er Jahren mit einem 125 cm -Spiegelteleskop des Astrophysikalischen Observatoriums der Krim durchgeführt. Als Aufnahmegerät (Sensor) wurde in der Brennebene des Teleskops ein Resistor (Widerstand) angebracht. Die Beobachtungen zeigten, dass eine Veränderung (Vergrößerung) der elektrischen Leitfähigkeit des Resistors erfolgt, wenn das Teleskop auf einen der drei Punkte des Himmels gerichtet ist, die den drei Stellungen eines beobachteten kosmischen Objekts (eines Sterns, einer Galaxis) in der Vergangenheit, der Gegenwart und der Zukunft entsprechen.

Die Vergangenheitsdarstellung fällt mit der sichtbaren Stellung des

Objekts am Himmel zusammen. Die Gegenwartsdarstellung, man kann auch sagen, die wahre Darstellung des Objekts, entspricht der Stellung des Objekts zum gegenwärtigen Zeitpunkt nach der Uhr des Beobachters, das heißt, nach der eigenen Zeit des Beobachters. Die Zukunftsdarstellung des Objekts entspricht der Stellung, die das Objekt einnehmen wird, wenn das Signal zu ihm kommt, das von der Erde im Moment der Beobachtung geschickt wird und das sich mit Lichtgeschwindigkeit (s= 300000km/sec) ausbreitet. Alle drei Darstellungen folgen der Flugbahn der Eigenbewegung des Objekts: im Zentrum befindet sich die wahre (Gegenwarts-) Darstellung, und die Vergangenheits- und Zukunftsdarstellung liegen symmetrisch zu beiden Seiten der Gegenwartsdarstellung.

Die sichtbare Stellung eines fernen kosmischen Objekts – das ist seine von der Erde aus beobachtete Vergangenheitsdarstellung im optischen Spektrum einer elektromagnetischen Strahlung. Aber in Wirklichkeit ist dieses Objekt schon nicht mehr an jener Stelle des Himmels, weil es sich in der Zeit, die der Photonenstrom von ihm bis zur Erde braucht, auf seiner Flugbahn der Eigenbewegung bewegt. Und je weiter es von uns entfernt ist, umso länger braucht sein Lichtsignal (oder ein anderes elektromagnetisches Signal) zur Erde. Zum Beispiel von der nächsten Galaxis Andromeda – Millionen Jahre. Unter Verwendung der in der Astronomie bekannten Daten über die Eigengeschwindigkeit und Bewegungsrichtung des beobachteten Objekts kann man am Himmel den Punkt bestimmen, wo sich das Objekt zum Zeitpunkt der Beobachtung befinden muss und den Reflektor des Spiegelteleskops dahin richten. Dieses Gerät ist so ausgerüstet, dass statt des Okulars ein Resistor angebracht und an das Gerät angeschlossen ist, dessen Gleichgewichtszustand abhängig ist von der elektrischen Leitfähigkeit des Resistors. Es zeigt sich, dass das Gerät nicht nur auf die sichtbare, sondern auch auf die wahre Stellung des Objekts reagiert. Das heißt, der irdische Beobachter kann eine Information über den Zustand des einen oder anderen Gebildes des Alls für den momentanen Zeitpunkt nach seiner Zeit erhalten und die wahre Stellung fixieren.

Das so montierte Teleskop bietet die Möglichkeit, auch über die zukünftige Stellung des Objekts eine Information zu erhalten, oder es registriert die Stellung, die das Objekt einnehmen wird, wenn das Signal zu ihm kommt, wenn es von der Erde im Moment der Beobachtung mit Lichtgeschwindigkeit gesendet worden wäre. Außerdem sind die Geräte so eingerichtet, dass die „Strahlen" der festgestellten Ausstrahlung nicht abgelenkt werden, so wie die Lichtstrahlen, sondern sogar dann auf den Resistor einwirken, wenn das Objektiv des Teleskops mit einer 2 mm dicken Duraluminkappe verschlossen ist.

Später wurden diese Ergebnisse vollständig durch die Mitarbeiter des Instituts für Mathematik der Akademie der Wissenschaften der UdSSR bestätigt. Die Beobachtungen wurden am gleichen Ort mit dem gleichen Instrument und mit den gleichen astronomischen Objekten durchgeführt. Auch die Sonne wurde beobachtet. Die Wissenschaftler verwendeten neben dem Metallschichtwiderstand (physikalischer Sensor) Bakterien, die die Eigenschaft haben, auf einem festen Nährboden Kolonien zu bilden (biologischer Sensor). Die Beobachtungen mit Hilfe des physikalischen Sensors bestätigten vollkommen die Ergebnisse der 1970er Jahre. Bei der Verwendung des biologischen Sensors wurde festgestellt, dass die Bakterien unter dem Einfluss dieser Strahlung aktiver Kolonien bilden, als ohne diese Strahlung.

Das beweist, dass im Weltall die universelle Wechselwirkung existiert, die die sofortige Verbindung des Beobachters mit einem beliebigen Objekt des Weltalls herstellt und den physikalischen und den biologischen Empfänger beeinflusst.

Dann ermöglichen im allgemeinen Sinn die Resorption und der Empfang des Signals zukünftiger Ereignisse die Lebenstätigkeit und die Entwicklung des Lebens. Daraus kann man folgenden Schluss ziehen: jede beliebige Form des Lebens, einschließlich des Lebens des Menschen, vergrößert seine Lebensressourcen unter der Wechselwirkung der Ausstrahlung der Zukunft. Für den Menschen, bei dem die Ausstrahlungen des physischen Körpers, der Gedanken, des Geistes und der Seele sofort untereinander, als auch mit allen Ereignissen jeder beliebigen Zeit, in Wechselwirkung treten, erfolgt die ständige Wechselwirkung mit der Ausstrahlung der Zukunft, wenn der Mensch für sich und alles Leben das Ziel des ewigen Lebens im physischen Körper realisiert, weil die Information des ewigen Lebens immer mit der Information der unendlichen Zukunft verbunden ist. Es ergibt sich, dass bei der Formierung der Ereignisse des ewigen Lebens der Mensch ständig die Ausstrahlung der Zukunft erhält, die ihm das ewige Leben sichert.

Das Prinzip der sofortigen Wechselwirkung, das durch die mathematischen Postulate und Berechnungen in meiner wissenschaftlichen Arbeit: „Angewandte Strukturen des schöpferischen Bereichs der Information" auf alle Erscheinungen der Realität, einschließlich der Ausstrahlung des Gedankens und der Generierung des Biosignals, ausgeweitet wird, von mir angewandt bei der Erfindung

© Г. П. Грабовой, 2000

„Verfahren zur Verhütung von Katastrophen und Anlagen zu seiner Verwirklichung" und „System der Informationsübermittlung". Praktisch wird damit wissenschaftlich bewiesen, dass ihr durch euer Bewusstsein die sofortige Wechselwirkung mit allen Objekten der Realität herbeiführt, einschließlich der Information der Zukunft aller Objekte. Folglich erhalten auch alle Objekte der Realität die Ausstrahlung der Wechselwirkung mit euch. Weil die Zukunft im Raum der Information nicht fest angebunden und ein einfaches Beispiel dafür ist, dass der Mensch in der nächsten Sekunde nach links, aber auch nach rechts gehen kann, so könnt ihr mit der Ausstrahlung eurer Gedanken zur Realisierung des ewigen Lebens die entsprechende Information der Zukunft formulieren, die euch dann in Form der Ausstrahlung mit Leben erfüllt. So könnt ihr mit euren Gedanken selbständig für euch und für alle das ewige Leben schaffen. Es ergibt sich der ewige Prozess des Lebens durch Überlegungen. Denn die Ausstrahlung der Zukunft entwickelt das Leben, wie durch die Ergebnisse der Beobachtungen am 125 cm – Spiegelteleskop bewiesen wurde.

Weil jeder ewig leben soll, können die Kenntnisse der Seele zur Sicherung des ewigen Lebens bei jedem sofort zu arbeiten beginnen, und das Gesetz vom Übergang der Quantität in eine Qualität kann helfen, die Ansammlung von Kenntnissen über die Methoden des ewigen Lebens in die effektivere Sicherung der Ereignisse des ewigen Lebens zu überführen. Deshalb schafft die Aneignung der Methoden des ewigen Lebens sogar durch die direkte Ausstrahlung von Gedanken, die bei der Realisierung dieser Methoden entstehen, durch die erwiesene sofortige Wechselwirkung mit allen Objekten der Realität eine Welt, in der das Leben in einem physischen Körper ewig ist.

Im Buch sind die Sterne und Sternbilder mit Buchstaben des Griechischen und des lateinischen Alphabets in der Ordnung der Abnahme ihres Scheins (von „alpha" bis „omega", danach von „a" bis „z" und von „A" bis „Z") bezeichnet. Die Sterne, die keine Bezeichnung mit Buchstaben haben, sind nach ihrem direkten Aufgang nummeriert. Teilbare Sterne sind mit einem Buchstaben mit Index bezeichnet, zum Beispiel π1, π2, π3, π4, π5, π6 des Orion. Ein teilbarer Stern besteht aus drei oder mehr Sternen, die von der Erde aus aussehen, als ob sie dicht beieinander wären. Mit Großbuchstaben, die hinter dem Namen des Sterns folgen, sind die Komponenten der Doppelsterne oder der teilbaren Systeme bezeichnet, zum Beispiel „von Schwan A" und „von Schwan B". Sternsysteme aus zwei Sternen heißen Doppelsternsysteme.

Für die Sicherung des ewigen Lebens für sich und für alle durch Konzentration auf die Zahlen der Sterne kann man den Text und die Darstellungen nutzen, die in diesem Buch gebracht werden. Wenn ihr wollt, könnt ihr auch die Sterne im physischen Raum betrachten und die Konzentration auf die Zahl der Sterne durchführen. Dann wird das die Realisierung einer weiteren Form der Konzentration, die das Licht der Sterne des physischen Raums des Kosmos einbezieht.

Für das Aufsuchen des Nordpunktes am Horizont und für den Beginn der Suche aller anderen Sternbilder ist es ratsam, das Sternbild Großer Bär zu kennen. Wenn man sich nach den Sternen des Großen Bären orientiert, kann man sich schneller in den benachbarten Sternsystemen zurechtfinden. Nach der Lage seiner sieben hellsten Sterne erinnert das Sternbild Großer Bär an eine Schöpfkelle. Den Großen Bären kann man zu jeder Nachtzeit leicht am Himmel finden. Nur ist dieses Sternbild zu verschiedenen Nachtzeiten und Jahreszeiten unterschiedlich zu sehen, niedrig, wie am frühen Abend im Herbst, hoch im Sommer, auf der östlichen Seite des Firmaments im Frühling und auf der westlichen Seite am Ende des Sommers. Mit diesem Sternbild kann man den Polarstern finden. Dazu muss man durch die beiden Sterne an der Vorderseite der Schöpfkelle eine gerade Linie ziehen. Diese Linie führt zum Polarstern. Am Horizont unter dem Polarstern befindet sich immer der Nordpunkt. Wenn man zum Polarstern blickt, dann ist das Gesicht immer dem Norden zugewandt, hinter uns ist Süden, rechts Osten, links Westen.

In unserer Galaxis gibt es mehr als 100 Milliarden Sterne. Ungefähr 1% davon ist in astronomischen Katalogen erfasst, das heißt, diese Sterne haben eine individuelle Bezeichnung erhalten. Und die übrigen Sterne der Milchstraße sind bis jetzt ohne Namen und nicht einmal gezählt. Sterne anderer Galaxien sind schon gar nicht gezählt. Bei Konzentrationen auf die Zahlen der Reihe kann man durch die dritte Zahl der Reihe das Licht aller anderen Sterne aufnehmen und so die Auffüllung mit der Energie dieses Lichts und gleichzeitig des Lichts des Sterns oder des Sternbilds durchführen, zu dem die Zahlenreihe gehört. Beim gedanklichen Nennen der fünften Zahl der Reihe und gleichzeitiger visueller Aufnahme der gesamten Zahlenreihe kann man mit dem geistigen Sehen einen anderen Stern oder ein anderes Sternbild betrachten, die sich außerhalb des sichtbaren physischen kosmischen Raums befinden können und euch gleichzeitig mit dem Stern oder dem Sternbild, zu dem die Reihe gehört, Kenntnisse übermitteln können, die das ewige Leben sichern.

Alle hellen Sterne des irdischen Firmaments und sogar viele weniger helle, haben außer der wissenschaftlichen Bezeichnung noch Eigennamen; diese haben sie in der Regel schon im Altertum bekommen. Ungefähr dreihundert helle Sterne haben Eigennamen. Das sind Navigationssterne, die die Reisenden von alters her als Orientierung nutzten. Gewöhnlich sind die Namen der Sterne sehr alt – Sirius, Aldebaran, Andromeda, Wega, Beteigeuze usw.

Das Sternbild Andromeda (ANDROMEDA) - 49873154967

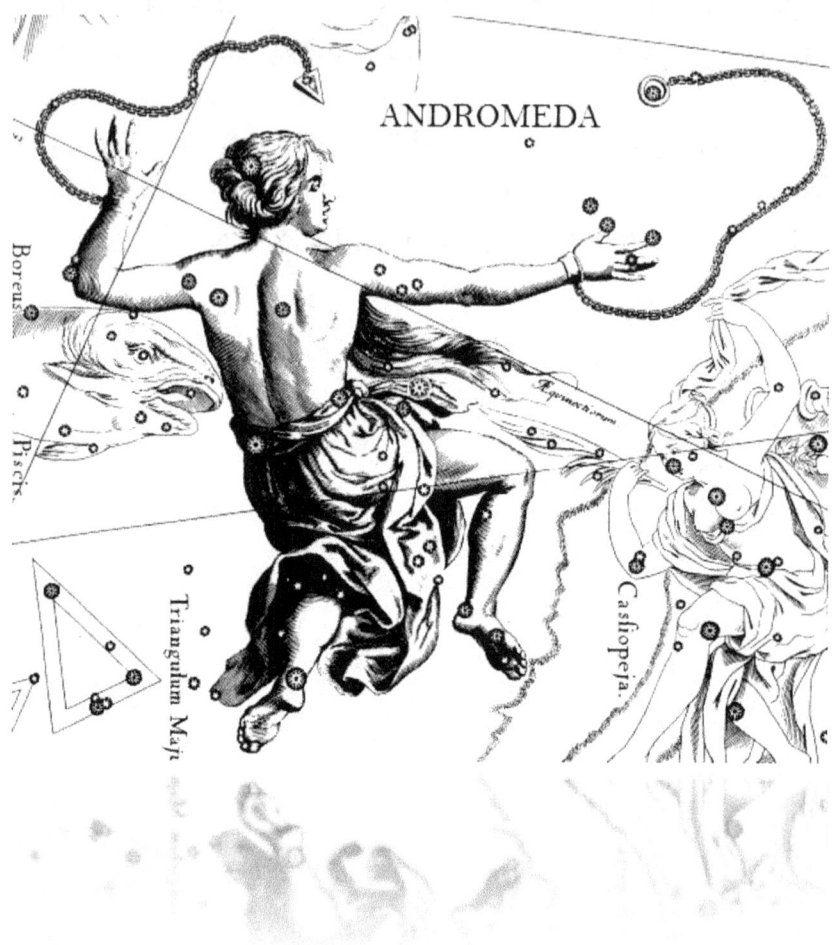

α Andromeda – Alferatz – **47851432916**
β Andromeda – Mirak – **47819349161**
γ1 Andromeda – Alamak – **38472674289**
γ2 Andromeda – Alamak – **65437891498**
δ Andromeda – **51472621971**
ε Andromeda – **67854649129**
ζ Andromeda – **42831754916**
η Andromeda – **58436172849**
θ Andromeda – **49837164989**
ι Andromeda – **64972189487**
κ Andromeda – **32849754927**
λ Andromeda – **42931846721**
μ Andromeda – **82447654968**
ν Andromeda – **53984371824**
ξ Andromeda – **42854736421**
ο Andromeda – **62459748917**
π Andromeda – **46972121847**
ρ Andromeda – **29436489751**
σ Andromeda – **42853962149**
τ Andromeda – **48454721848**
υ Andromeda – **24962728437**
φ Andromeda – **54931849751**
χ Andromeda – **52847321448**
ψ Andromeda – **24962872431**
ω Andromeda – **31842837147**
b Andromeda – **47282431748**
c Andromeda – **34954721841**
A Andromeda – **52843148354**

© Г. П. Грабовой, 2000

R Andromeda – **42172484961**
S Andromeda – **29436184971**
Z Andromeda – **24962172481**
2 Andromeda – **34926148948**
3 Andromeda – **82947149861**
4 Andromeda – **42101952169**
5 Andromeda – **47854121948**
6 Andromeda – **54971431859**
7 Andromeda – **51458949851**
8 Andromeda – **49729864990**
9 Andromeda – **31754984864**
10 Andromeda – **38969151878**
11 Andromeda – **54201648739**
12 Andromeda – **53964189451**
13 Andromeda – **36401752848**
14 Andromeda – **64936859748**
15 Andromeda – **72854964819**
18 Andromeda – **73984121947**
22 Andromeda – **69832471948**
23 Andromeda – **57121431629**
26 Andromeda – **72434189461**
28 Andromeda – **54964721974**
32 Andromeda – **68131721948**
36 Andromeda – **68149721868**
39 Andromeda – **71485168947**
41 Andromeda – **53849854167**
44 Andromeda – **89453831964**
45 Andromeda - **85401642868**

47 Andromeda – **38549649858**
51 Andromeda – **47936489488**
55 Andromeda – **88401621978**
56 Andromeda – **52847131649**
58 Andromeda – **62847351421**
59 Andromeda – **68014938429**
63 Andromeda – **34910444868**
64 Andromeda – **38931751984**
65 Andromeda – **38442739831**
66 Andromeda – **68434951748**

...Bei der Arbeit mit dem Sternbild Andromeda ist es zweckmäßig, die schematische Darstellung zu nutzen, die im kollektiven Bewusstsein entstanden ist und dem Sternbild entspricht. Man muss bei der Arbeit mit diesem Sternbild beachten, dass die fernen Galaxien des Weltalls, die Sternbilder – das Signal eures Denkens verstärken, und im gegebenen Fall kann man sehen, dass das Signal eures Gedankens mehrfach, praktisch in maximaler Vielfachheit und maximaler Geschwindigkeit verstärkt ankommt, wenn ihr auf physischer Ebene denkt, die dem Sternbild Andromeda entspricht. Dabei kommt es auf einen Punkt.

Das heißt, wenn man zum Beispiel die Zeichnung, die dem Sternbild Andromeda entspricht, betrachtet hat, kann man bei Konzentration auf diese Zeichnung nach dem Lesen der Reihen, die den Sternen entsprechen, sehen, dass am Daumen der rechten Hand das Signal, das die Arbeit des Herzen ewig macht, direkt von diesem Daumen kommt, der auf dem Schema des Sternbilds, auf der Zeichnung, abgebildet ist. Wenn man sich nach dem Lesen, dem gedanklichen

© Г. П. Грабовой, 2000

Sprechen der Zahlen der Sterne, die dem Sternbild entsprechen, auf den Zeigefinger der rechten Hand konzentriert, kann man feststellen, dass das Signal, das von diesem Punkt des Sternbilds ausgeht, euer Gehirn ewig macht. Und bei Konzentration auf die rechte und die linke Hand kann man sehen, dass euer Körper unter dem Gesichtspunkt des Funktionierens eures Gedankens ewig wird. Das heißt, der Gedanke wird so strukturiert, dass euch euer Denken ewig macht.

Daraus ergibt sich, dass es für das ewige Leben notwendig ist, die Struktur eures Denkens anders zu ordnen. In diesem Fall wird euer Gedanke – selbst die Unendlichkeit sein, die sich auf die Zeichnung erstreckt, als würde sie die ganze Zeichnung in sich aufnehmen. Ihr könnt sehen, dass sich der wiedergegebene Bereich des Sternbilds nicht gleichmäßig an die Zeichnung anschließt, die auf dem Sternbild selbst dargestellt ist. Wenn man das linke Bein betrachtet, ist in dem dargestellten Abschnitt eure Anwesenheit zu sehen, das ist ein Effekt des ferngelenkten Spiegels.

In dem Fall, wenn ihr euch auf den Fuß eines Beins, nach der Zeichnung des linken Beins, konzentriert, könnt ihr das linke Bein ewig machen. Und wenn ihr euch auf den dargestellten Bereich des linken Beins, den Fuß des linken Beins konzentriert, dann werdet ihr sehen, dass euer Bewusstsein an diesem Punkt des Raums fast physisch anwesend ist. Es findet ein gegenseitiger Informationsaustausch physischen und informativen Niveaus statt, wobei die Fraktion des Bewusstseins, die die Funktion der unendlichen Entwicklung, des unendlichen Zugangs, besitzt, mit eurem Geist verbunden ist, in diesem Bereich physisch anwesend ist. Wenn zum Beispiel neben eurem Körper und an dem Punkt des Sternbilds, in dem Bereich des Sternbilds, Geräte aufgestellt wären, die die Bewegung eures Bewusstseins fixieren können, dann würden sie ein- und dieselbe Feld - Erscheinung auf der Ebene physischer Begriffe fixieren.

So muss man sich auf den dargestellten Teil des Sternbilds konzentrieren, um durch das Bewusstsein nicht nur in Gedanken an diesen Punkt versetzt zu werden, sondern auch aus der Sicht der physischen Anwesenheit des Bewusstseins an diesem Punkt. Das bringt, erstens, dass sich euer Bewusstsein mit der Ewigkeit des Raums und der Ewigkeit der Zeit anfüllen kann. Und ein solches Bewusstsein besitzt zusätzliche Funktionen zur Sicherung der Ewigkeit eures physischen Körpers.

Folglich wird in diesem Fall das Niveau der Entwicklung eures physischen Körpers in Richtung Ewigkeit durch die Struktur des Bewusstseins bestimmt, durch das System der Verteilung von Kenntnissen in eurem Bewusstsein und dem System dessen, wie euer Verständnis hinsichtlich beliebiger Lebensniveaus erzeugt werden wird. Die Kenntnisse, die für dieses Sternbild vorgestellt sind, sprechen davon, dass ihr, nachdem ihr diese Kenntnisse gelesen habt, wissen werdet, dass das Prinzip des Funktionierens des Bewusstseins, das Prinzip des Denkens, anders sein können, verteilt in Raum-Zeit und verbunden mit der Vorstellung, die vergleichbar ist mit der physischen Anwesenheit des Bewusstseins an einem fernen Punkt der Realität.

Folglich könnt ihr das einfach in eurem Bewusstsein umstellen in eure unendliche Anwesenheit in der ganzen unendlichen Zukunft. Und, wenn ihr eine solche gedankliche Analogie durchführt, beachtet, dass zwischen der linken und der rechten Hälfte eures Gehirns ein Prozess der gegenseitigen Aufhellung stattzufinden beginnt. Sie beginnen innen, einander mit einem bestimmten, man kann sagen außerirdischen, Licht zu beleuchten, in Wirklichkeit mit eurem inneren Licht. Eure innere Welt ist in vielem in Abhängigkeit vom äußeren kosmischen Raum aufgebaut. Hier könnt ihr feststellen, dass die Schemata, die Zeichnungen, die sich in den Sternbildern befinden, sich nicht deshalb da befinden, weil es der Künstler damals so wollte, sondern in vielem auch deshalb, weil so die äußere Welt vom Standpunkt der Wechselwirkung mit eurer inneren Welt aufgebaut ist. Und die Grenze des Übergangs der äußeren und der inneren Welt ist sichtbar am Schnittpunkt der Zeichnung selbst und der Darstellung. Dort gibt es einen bestimmten weißen Streifen, auf dem ihr ein beliebiges Ereignis zeichnen könnt, dass sich auf jeden Fall verwirklichen wird, wenn ihr die Steuerung richtig vornehmt, nämlich vom Standpunkt des ewigen Lebens. Und so ein Ereignis, wie euer ewiges Leben, soll sich auf jeden Fall verwirklichen, deshalb sind auf dieses Ereignis alle Anstrengungen gerichtet, alle Kombinationen der vorgestellten Darstellungen und alle Zahlensysteme, die hier gegeben werden. Deshalb kann man eine einzige Zahl herausstellen, wenn ihr zu ihr auf der Ebene des Bewusstseins kommt, seht ihr euch ewig.

In der Regel kann man dafür zum Beispiel die Zahl acht verwenden, die sich in großer Entfernung befindet, und bei einer schnellen Bewegung des Bewusstseins in ihre Richtung seht ihr, dass ihr ewig seid.

So könnt ihr die Funktionen eures ewigen Körpers kennen lernen und ihn auf diese Weise entsprechend entwickeln.

Das Sternbild Zwillinge (GEMINI) – 49831721949

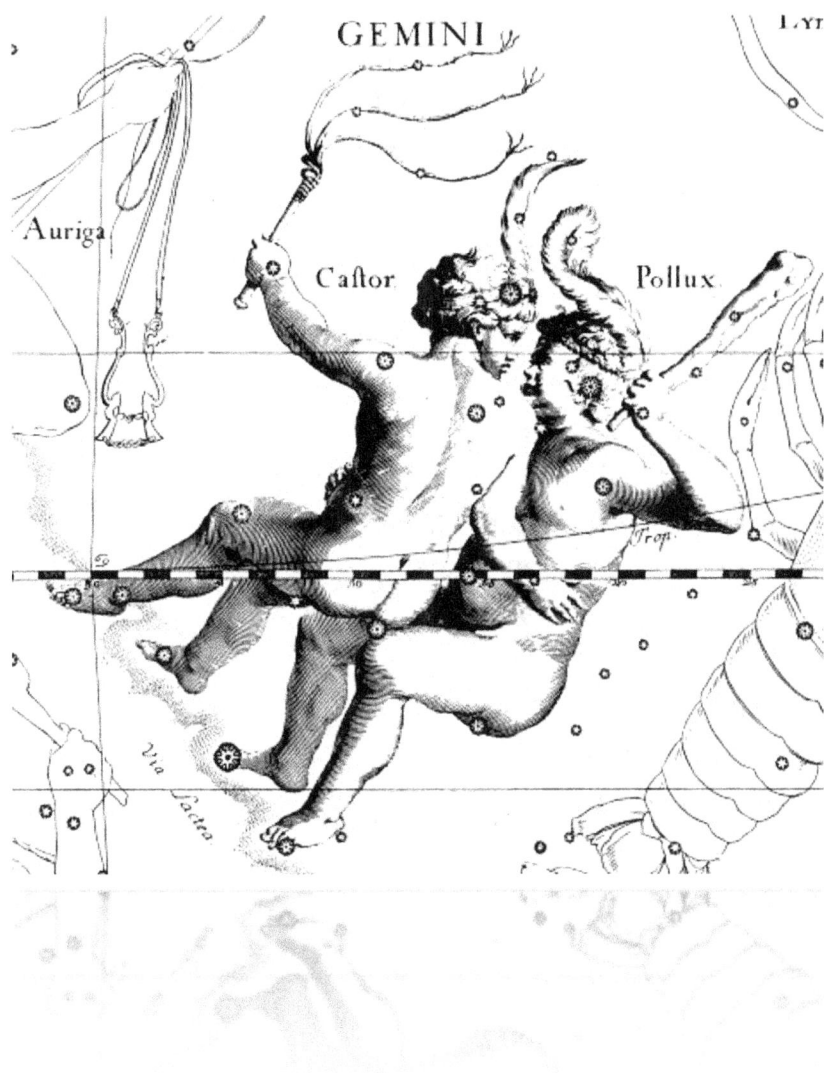

α Zwillinge – Kastor – **51947131848**
β Zwillinge – Pollux – **61431721948**
γ Zwillinge – Alhena – **68431898471**
δ Zwillinge – Wasat – **29831729461**
ε Zwillinge – Mebsuta – **32861721948**
ζ Zwillinge – Mekbuda – **39864721724**
η Zwillinge – **72847124869**
θ Zwillinge – **62873849861**
ι Zwillinge – **39754839749**
κ Zwillinge – **31684931971**
λ Zwillinge – **68427139617**
μ Zwillinge – Tejat Posterior – **29731428109**
ν Zwillinge – Dirac – **36487132968**
ξ Zwillinge – Alzir – **34957489561**
о Zwillinge – **38969129458**
π Zwillinge – **47968429728**
ρ Zwillinge – **58421721948**
σ Zwillinge – **31468239871**
τ Zwillinge – **62849184731**
υ Zwillinge – **38564831748**
φ Zwillinge – **29654481971**
χ Zwillinge – **52864729417**
ω Zwillinge – **26831729461**
1 Zwillinge – **24938536812**
2 Zwillinge – **39754972848**
3 Zwillinge – **01648121968**
4 Zwillinge – **54831721961**
5 Zwillinge – **31847561489**

6 Zwillinge – **38431621971**

8 Zwillinge – **51963121849**

9 Zwillinge – **24961721834**

10 Zwillinge – **29721629789**

11 Zwillinge – **39484121961**

12 Zwillinge – **36854131967**

14 Zwillinge – **28431729481**

15 Zwillinge – **61931781438**

16 Zwillinge – **36439751968**

19 Zwillinge – **39654181474**

20 Zwillinge – **21931721846**

22 Zwillinge – **37484631728**

23 Zwillinge – **54964189871**

25 Zwillinge – **24851649874**

26 Zwillinge – **79854129649**

28 Zwillinge – **49689421728**

30 Zwillinge – **36484131964**

32 Zwillinge – **59874584967**

33 Zwillinge – **51684731984**

35 Zwillinge – **58101621429**

37 Zwillinge – **36876621984**

39 Zwillinge – **38101694874**

40 Zwillinge – **42169729874**

41 Zwillinge – **27854729468**

44 Zwillinge – **36854172854**

45 Zwillinge – **31685431971**

47 Zwillinge – **68939854971**

48 Zwillinge – **54875489818**

© Г. П. Грабовой, 2000

49 Zwillinge – **36971281961**
51 Zwillinge – **31985649875**
52 Zwillinge – **62131954981**
53 Zwillinge – **68975132968**
56 Zwillinge – **73849121678**
58 Zwillinge – **62831749829**
59 Zwillinge – **38461931875**
61 Zwillinge – **38549836127**
63 Zwillinge – **31462481971**
64 Zwillinge – **38431721628**
67 Zwillinge – **49751831647**
68 Zwillinge – **54962147841**
70 Zwillinge – **31961851964**
79 Zwillinge – **39416851729**
82 Zwillinge – **41858462471**
84 Zwillinge – **54956147851**
85 Zwillinge – **36127439747**

Die Angaben zur Konzentration und zu Verfahren aus der Sicht der Formierung der Bewusstseinsstruktur sind dargelegt unter Berücksichtigung der informativen Wechselwirkungen der Sterne und des Raums in Richtung der Sicherung des ewigen Lebens für alle.
Nachdem die Reihen, die in diesem Sterbild Zwillinge gegeben sind, von euch gelesen oder in Gedanken gesprochen wurden, kann man unter Nutzung der Darstellung der Zwillinge folgendes System der Realität annehmen: die ganze äußere Welt kann man mit jener Position des Bewusstseins betrachten, dass das Bewusstsein die äußere Welt als euren Zwilling auffasst. Ihr könnt das Bewusstsein ein we-

nig anspannen, euch mit dem Denken in das System des Zugangs zu einer weiteren Information vertiefen, wo ihr etwas Bekanntes seht, aber um zu verstehen, muss man sich einfach auf das Verstehen einstellen. Stellt euch vor, ein Zwilling sieht auf den anderen Zwilling. Sie sind äußerlich ähnlich, aber jeder von ihnen ist anders. Ähnliches kann man in der Steuerung nutzen, wenn man die äußere Welt als System betrachtet hat, das euch ähnlich ist aus der Sicht der Möglichkeit der ewigen Entwicklung, des ewigen Lebens. Und dann gibt es da so eine innere Vorstellung, eine Art Bestimmung auf eurem Niveau der inneren Welt, dass ihr nicht ausschließt, dass die ganze äußere kosmische Welt ewig existieren wird, dass sie tatsächlich das ewige Leben hat.

So könnt ihr auf der Zeichnung der Zwillinge bestimmte Punkte auswählen, wo euch die Strahlen des ewigen Lebens treffen werden. Diese Strahlen werden den Zugang zu ungünstigen Ereignissen verschließen, die euch auf irgendeine Weise bei der Aneignung der Methoden des ewigen Lebens hindern können. So werden Ereignisse organisiert, die eure Tätigkeiten, die das ewige Leben sichern, nicht behindern. Vielleicht ergibt es sich, dass ihr euch auf eine Periode besinnt, das ewige Leben aber ist eine unendliche Zahl von Ereignissen. Und hier, in diesem Fall ermöglicht es die Technologie, gerade solche Ereignisse abzuschirmen, die das ewige Leben behindern. Deshalb verbessert sich die Situation bei euch durch Ereignisse, die ihr in einer bestimmten taktischen Variante plant im Voraus für kurze Zeitabschnitte. Zu den kurzen Zeitabschnitten kann man in der Struktur des ewigen Lebens zig Jahre und hunderte Jahre und so weiter zählen.

© Г. П. Грабовой, 2000

Es geht darum, dass man hier eine besondere Art der Blockierung der Ereignisse, die das ewige Leben behindern, auswählen muss, ausgehend vom realen Verständnis des ewigen Lebens; das heißt, der niemals stattfindende Abschluss des Lebens in einem physischen Körper. Dabei arbeitet hier die Technologie allein, zum Beispiel bei der Auferstehung der Toten, wie ein bestimmtes Gesetz der Unvermeidlichkeit ihrer allgemeinen Auferstehung, weil sich auf einem bestimmten Niveau die lichtoptischen Charakteristika der Welt und des Verständnisses der Welt umwandeln in das absolute ewige Leben für alle. Dieser natürliche Zustand überträgt sich als Impuls eures Bewusstseins auf die Ebene des Sternbilds Zwillinge, wo man auf der gleichen Ebene betrachten und die Figuren der Lebenden so projizieren kann, dass die Information des Austauschs zwischen ihnen zum ewigen Leben führt.

In diesem Fall kann man sehen, dass die symmetrische Abbildung, das Spiegelbild, hier die Eigenschaften einer Handlung besitzt. Wenn man sich auf das Spiegelbild konzentriert, zum Beispiel da, wo auf der Zeichnung die Füße zu sehen sind, kann man sehen, dass durch die Spiegeldarstellung, annehmend, dass sich die Abbildung hinter den Bereich, der auf der Zeichnung dargestellt ist, weiter entwickelt, kann man das weitere System der Entwicklung so projizieren, dass genau hier einige eurer konkreten Dinge realisiert werden.

Eine solche Konzentration hilft, aus der Sicht des ewigen Lebens, einige konkrete Dinge zu meistern, die ihr herstellen könnt, zum Beispiel mit euren Händen. Das heißt, wenn ihr etwas tut, bis hin zur Arbeit mit der Computer-Tastatur, mit allen Objekten, die dem Körper am nächsten sind, kann man hier sehr viele Ebenen des Verständnisses der Prozesse entwickeln, die in der menschlichen Gesellschaft stattfinden.

Weiter kann man zum Verständnis dessen gehen, was in der Tierwelt vor sich geht und durch assoziiertes Denken sehen, dass man die Information des ewigen Lebens allem, was rundum lebt und allem, was leben wird, übergeben kann.

So könnt ihr, wenn ihr am Sternbild Zwillinge arbeitet sehen, dass alles, was leben wird, im Raum zwischen den Zwillingen betrachtet werden kann. Stellt euch in Gedanken einen Raum vor, der in einem großen Plan ist und auf der Zeichnung zwischen den Zwillingen zu sehen ist. Hier wird auch das Leben aller Lebewesen sein, die jetzt vielleicht noch nicht geboren sind. Weil ihr auf die unbedingte Sicherung des ewigen Lebens für euch und für alle hinsteuert, könnt ihr die ewig Lebenden betrachten, die durch ihr Beispiel allen rundum das ewige Leben geben. Vielleicht ist das Prinzip der bestimmten Führerschaft gelöst, wenn die ewig Lebenden in die Struktur des kollektiven Bewusstseins jenes Niveau der Steuerung einbringen, damit alle folgenden auf natürliche Weise ewig leben.

Wenn ihr mit dem Sternbild Zwillinge arbeitet, bemüht euch, auch konkrete Aufgaben zu lösen, darunter auch Aufgaben des Lageplans, die das Gesundheitssystem betreffen, weil man unter ewigem Leben auch versteht, dass Gesundheit vorhanden ist und die Möglichkeit, die Gesundheit in einer erforderlichen überschaubaren Zeit wiederherzustellen. Zu einer bestimmten Art von Dingen muss ein Mensch unter dem Gesichtspunkt der Normen der Gesundheit und der Ereignisse immer bereit sein. Durch das Sternbild Zwillinge kann man so eine genaue Steuerung einführen, selbst wenn Probleme mit der Gesundheit, mit Situationen bestehen, dann kann man das immer auf die Ebene der Steuerbarkeit der Prozesse bringen und hinführen zur

Norm der Gesundheit. Die Ergebnisse sind so zu normalisieren, dass die nächste Ebene der Steuerung schon auf die Systemgrundlage des ewigen Lebens verläuft. In diesem Fall könnt ihr so eine Fraktion des Bewusstseins, so eine Information erhalten, dass ihr schon ewig lebt, weil bei euch alles im Plan der ewigen Entwicklung, des ewigen Lebens gelingt, und ihr die Situation des ewigen Lebens kontrolliert. Folglich lebt ihr ewig. Das ist ein bestimmtes Niveau der gedanklichen Verarbeitung, des informativen innerlichen Beweises für euch selbst und vielleicht auch für die Umgebung dass ihr das, was ihr jetzt lebt, schon ewig lebt, weil ihr genügend Wissen habt, um die Gesundheit rechtzeitig wiederherzustellen, um rechtzeitig die Ereignisse auszugleichen und rechtzeitig und termingemäß alles zu meistern, was für den folgenden Zeitabschnitt des ewigen Lebens notwendig ist.

Hier kann man darauf achten, dass eine Periodizität von Prozessen in diesem Fall die Ewigkeit dieser Prozesse bedeutet, weil am Ende jedes Zeitabschnitts bei euch schon die Technologie des nächsten Zeitabschnitts vollständig fertig ist und ihr euch praktisch schon dort befindet.

In diesem Sinne zeigt das nächste Sternbild, der Große Bär, eine bestimmte Ebene einer Art von Erfassung zukünftiger Ereignisse, während ihr noch das Ereignis der Zukunft baut, befindet ihr euch schon in ihm, und diese Feinheit der zukünftigen Entwicklung gibt ein solches Niveau der Zuversicht in die Versorgtheit des ewigen Lebens für alle durch euch und eure Umgebung. In diesem Falle besteht die Sicherheit auch darin, dass ihr ewig lebt und alle notwendigen Anstrengungen unternehmen könnt, die am Ende zur Sicherung des ewigen Lebens auch für die Umgebung führen werden.

Das kann man über die Ebene einer Art von Erfassung, der Heranziehung künftiger positiver Ereignisse tun. Die Information der Zukunft schafft für euch den Glauben an die heutige Zeit. Tatsächlich bringt ihr die Steuerung auf die Ebene der Arbeit: der nächste Zeitabschnitt und der vorangegangene Zeitabschnitt. Und indem ihr in eurem Bewusstsein diesen Zeitabschnitt vertreibt, gebt ihr ihm die Eigenschaften der Ewigkeit, weil die Ewigkeit noch die Eigenschaften einer hohen Geschwindigkeit für das Bewusstsein, für die Fraktionen des Bewusstseins besitzt, die die Unendlichkeit aufnehmen. Aber auch der mechanische Gedanke ist hier sehr verständlich. Um den großen Umfang der Information zu verstehen, muss man diesen Umfang mit dem Bewusstsein aufnehmen, das Bewusstsein sogar einfach erweitern. Diese Vektor-Charakteristik der Erweiterung des Bewusstseins zeugt von der Geschwindigkeit. Wenn ihr schneller, praktisch endloser die Auffassung zur Auffassung des ewigen Lebens erweitert, erreicht ihr, dass eine bestimmte Auferlegung, eine gewisse Erfassung vor sich geht, wenn euer Bewusstsein so eine Form annimmt, dass alles Wissen der Ewigkeit ruhig andocken kann.

Ist zum Beispiel die Form eures Bewusstseins die Ebene einer Hemisphäre eines bestimmten Durchmessers, hat die Hemisphäre aller Ereignisse des ewigen Lebens genau den gleichen Durchmesser. Das Auftragen aller Ereignisse des ewigen Lebens auf den inneren Bereich der Hemisphäre führt zum Andocken, wenn das Wissen angefügt wird. Es entsteht ein Kontakt. Und die Kontaktfähigkeit – das ist im menschlichen Verständnis schon die Übermittlung einer bestimmten Erfahrung, die Übermittlung von Wissen. Der Schöpfer hat die Welt so geschaffen, dass die Übergabe von Wissen das Wissen der übermittelnden Substanz sichert und garantiert. Deshalb werdet ihr ewig Lebende werden, wenn ihr das Instrument des Empfangs von Wissen von der Ewigkeit beherrscht.

Das Sternbild Großer Bär (URSA MAJOR) – 21731964818

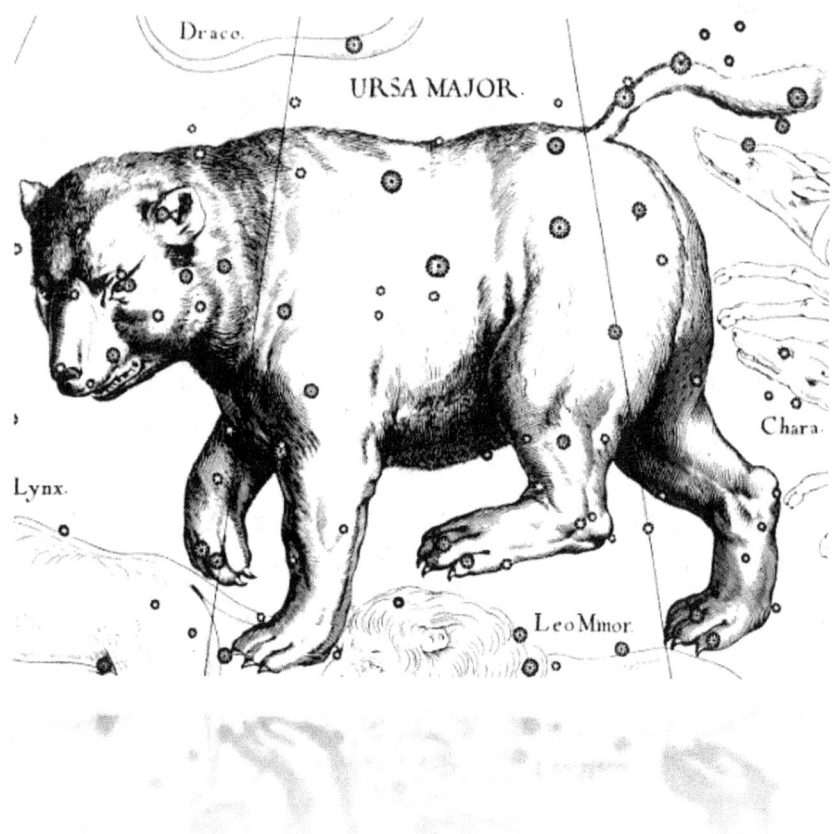

α Großer Bär – Dubke – **49721421874**
β Großer Bär – Merak – **31462131978**
γ Großer Bär – Phekda – **21831431654**
δ Großer Bär – Megrez – **31948121749**
ε Großer Bär – Alioth – **64854131949**
ζ1 Großer Bär – Mizar – **36485149721**
ζ2 Großer Bär – **31648721729**
η Großer Bär – Benetnasch – **31654754831**
θ Großer Bär – Sarir – **64721831941**
ι Großer Bär – Talitha Boralis – **47951821974**
κ Großer Bär – Talitha Australis – **31684121949**
λ Großer Bär – Tania Borealis – **62831421971**
μ Großer Bär – Tania Australis – **62451721978**
ν Großer Bär – Alula Borealis – **51482131649**
ξ Großer Bär – Alula Australis – **46851721947**
o Großer Bär – Muscida II – **51831689421**
π1 Großer Bär – Muscida – **54931689418**
π2 Großer Bär – Muscida – **31485431690**
ρ Großer Bär – **64851721949**
σ1 Großer Bär – **52854728421**
σ2 Großer Bär – **36854821949**
τ Großer Bär – **58324121968**
υ Großer Bär – **34954728964**
φ Großer Bär – **54121728431**
χ Großer Bär – El kofrov – **62849129849**
ψ Großer Bär – Tai Tsung – **62124928468**
ω Großer Bär – **31942121858**
g Großer Bär – Alkor – **12453142836**

© Г. П. Грабовой, 2000

A Großer Bär – **52862139874**
6 Großer Bär – **54864121981**
7 Großer Bär – **31754821968**
17 Großer Bär – **31458969478**
19 Großer Bär – **46831728949**
20 Großer Bär – **36849689439**
21 Großer Bär – **48539439871**
22 Großer Bär – **64985131848**
26 Großer Bär – **41014950129**
27 Großer Bär – **31054964081**
28 Großer Bär – **59136858470**
31 Großer Bär – **49516489858**
32 Großer Bär – **68537438464**
35 Großer Bär – **36814954861**
36 Großer Bär – **85967129851**
37 Großer Bär – **64984151906**
38 Großer Bär – **65149639884**
39 Großer Bär – **59479158416**
40 Großer Bär – **98349851649**
41 Großer Bär – **52864174854**
42 Großer Bär – **14636459861**
43 Großer Bär – **84946121908**
44 Großer Bär – **11806956406**
46 Großer Bär – **37485169719**
47 Großer Bär – **14985469817**
49 Großer Bär – **59801731949**
51 Großer Bär – **34964189818**
55 Großer Bär – **42861739484**

56 Großer Bär – **62138454919**
57 Großer Bär – **69858439871**
58 Großer Bär – **53149189564**
59 Großer Bär – **61931851968**
60 Großer Bär – **38904129848**
61 Großer Bär – **51431671851**
62 Großer Bär – **38514969817**
65 Großer Bär – **89831621988**
66 Großer Bär – **54831721928**
67 Großer Bär – **36849139751**
68 Großer Bär – **84368914218**
70 Großer Bär – **36849721984**
71 Großer Bär – **42836484858**
72 Großer Bär – **46957489461**
73 Großer Bär – **46854189461**
74 Großer Bär – **47854869819**
75 Großer Bär – **52831724857**
76 Großer Bär – **42851321942**
78 Großer Bär – **53164981961**
81 Großer Bär – **46454189871**
82 Großer Bär – **46249182841**
83 Großer Bär – **01421064829**
84 Großer Bär – **36485169817**
86 Großer Bär – **36854721949**

Verbindet gedanklich die Abbildung der linken hinteren Tatze des Großen Bären mit der rechten hinteren Tatze des Großen Bären durch ein Lichtsegment. Danach muss man gedanklich die Abbildung seines linken Ohrs durch ein Lichtsegment mit seinem rechten Ohr verbinden. Stellt euch weiter vor, dass ihr mit dem physischen Sehen in die Augen des Bären blickt und ihr könnt von der Abbildung der linken Seite des Großen Bären Wärmeenergie empfangen. Das ist Energie des Lebens, des ewigen Lebens 8888999. Das ist die Energie der Sterne des großen Bären, verbunden mit der Energie einer unendlichen Menge anderer Sterne, durch diese Energie kann man den Organismus durch die Haut anfüllen. Für euch notwendige Ereignisse kann man mit dieser Energie anfüllen, damit ihr energetisches Gewicht im kollektiven Bewusstsein größer wird für die Beschleunigung ihrer Verwirklichung auf folgende Weise: zuerst gedanklich den Bereich der Makrorettung, hierzu gehört die Rettung aller Menschen, in der beschriebenen Weise mit Energie anfüllen; danach durch den Grenzbereich des Gedankens des Sphäroiden, der sich an diese Energie anschließt, einen Lichtstrom auf den gesamten Organismus und gleichzeitig auf die Ereignisse erhalten.

Anhand der Abbildung des Großen Bären kann man die Steuerung ferner und zukünftiger Ereignisse durchführen, indem man sie mit der Sicherung des ewigen Lebens für euch und die gesamte Umgebung anfüllt. Dafür kann man durch die Zeichnung des Großen Bären sich gedanklich einen Abschnitt des physischen Himmels vorstellen und auf einen realen Abschnitt des Himmels projizieren, oder, zum Beispiel einfach nachts auf diesen Abschnitt mit dem physischen Sehen schauen. Bemüht euch weiter, so wie auf der Zeichnung, in etwa der gleichen Projektion zu empfinden, dass sich zwischen den Tatzen des Großen Bären ein kugelförmiger Lichtabschnitt schnell bewegt. Er beginnt sich so schnell zu bewegen, als ob er seine Erscheinung erschafft und mit Licht füllt. Hier kann man so ein Experiment machen – diesen Ball anschauen, der sich in Form eines Lichtballs bewegt, zum Beispiel vor einer Sekunde, danach die Gegenwart oder die Zukunft betrachten. Zwischen den einzelnen Zeitintervallen sind bestimmte, an Plaste erinnernde Informationsabschnitte, die auch wirklich entfernte Ereignisse enthalten, wie Blätter, die aus der Zukunft das bauen, was jetzt vor sich geht oder in einer Sekunde vor sich gehen wird. Und wenn man diesen Prozess betrachtet, kann man schon jetzt die Rückkopplung zu diesen fernen zukünftigen Ereignissen finden.

Der Schöpfer, der mit einem einzigen Impuls die ganze Welt geschaffen hat, schuf auch das innere Kommunikationssystem. Und weiter, wenn wir darüber nachgedacht haben, wie zum Beispiel der Große Bär geht, unter der Bedingung, dass er im Sternbild an einem bestimmten Abschnitt des Himmels fixiert ist, kann man sehen, dass die Bewegung – eine Statik ist, dazu eine bestimmte innere Statik. Wenn das vor sich geht – die schnelle Bewegung eines kugelförmigen Lichts, - dann kann man sehen, dass das auch bestimmte Abschnitte der Überschneidung mit der Ewigkeit sind. Bei dieser Wahrnehmung ermöglicht der Strahl, der in der Phantasie von eurem physischen Gehirn, verbunden mit dem Denken, in Richtung des Abschnitts mit der schnellen Lichtbewegung im Bereich des großen Bären geht, das Gehirn und euren ganzen Organismus mit der bestimmten Energie des Wissens von der ewigen Entwicklung zu füllen, davon, wie man eine ferne zukünftige Information dazu verwenden kann, jetzt die Ereignisse zu korrigieren.

Dazu kann man sich noch folgendes anschauliches Bild vorstellen, dass ein Mensch sich mit hoher Geschwindigkeit auf einem Schlitten talwärts bewegt, er fährt in eine bestimmte Richtung, und ein anderer, der sich unten befindet, kann immer entweder beiseite gehen, oder er kann den Schlitten aufhalten, diesem Menschen helfen, wenn die Geschwindigkeit sehr hoch ist, braucht er vielleicht Hilfe. Also, ein bestimmtes Niveau der inneren gegenseitigen Hilfe zwischen der künftigen Bewegung und künftigen Ereignissen, und euch – das ist ein organischer Bestandteil eurer Persönlichkeit, der ganzen Persönlichkeit, ausstrahlend zur Unendlichkeit. Und sie muss man auch steuern. Das bedeutet, bemüht euch, die Mechanismen der erweiterten Steuerung von euch, von euren Situationen, anzuschließen, nehmt einfach das, was ihr mit physischem Sehen erblickt, als Steuerung auf, die von euch scheinbar abgerissen ist und bemüht euch, alles zukünftige, – alle eure künftigen Ereignisse, als untrennbare innere Verbindung mit euch zu empfinden. Das macht natürlich die Wahrnehmung schwierig, aber es spiegelt das tatsächliche Bild der Welt für das ewige Leben wider.

Beachtet, dass bei dem Großen Bären die linke hintere und die rechte vordere Tatze erhoben sind, das heißt, die Stütze erfolgt durch die symmetrisch gelegenen Systeme des Organismus, es zeigt sich das System der Reaktion auf die äußere Welt. Die eine linke Tatze befindet sich auf einer Fläche, die linke hintere ist dabei erhoben. Entsprechend, in ähnlicher Weise – die eine rechte Tatze stützt sich auf, die andere rechte ist erhoben. Es ergibt sich, dass auf einer Ebene sowohl die feste Stütze der Tätigkeit wie auch die Tätigkeit, die Dynamik ausstrahlt, vorhanden sind. Die Verbindung der Statik und der Dynamik über die Komposition des Großen Bären, über das reflektierte System der Spiegelung ermöglicht es, sich dem harmonischen Niveau der Wahrnehmung der Wechselwirkung eures Gehirns, eures Bewusstseins anzunähern, der Wahrnehmung mit der unendlichen inneren und äußeren Welt.

Es ist zu beachten, dass gerade die Unendlichkeit der inneren Welt vieles in der Erkenntnis erweitert. Weil man, wenn man in sich hinein geschaut hat, hinein in seine Seele, hinein in seinen physischen Körper, die unendliche Struktur des Bewusstseins erblicken kann, die praktisch alles über die ganze Umwelt weiß, in sich jene Strukturen der Welt finden kann, jene Systeme der Erkenntnis, die es euch ermöglichen, die innere Unendlichkeit zur Wahrnehmung der ganzen Ewigkeit zu erweitern. Auf einer bestimmten Ebene, wenn sie sich harmonisch berühren, seht ihr, dass euer physischer Körper ein untrennbarer Teil der Unendlichkeit, der Ewigkeit ist. Dass ihr euch im physischen Raum bewegt, heißt nicht, dass ihr von der ganzen euch umgebenden Ewigkeit abgetrennt seid, ebenso wie die Dynamik der Bewegung des Großen Bären nichts darüber aussagt, dass es, das System der Abbildung, sich in Dynamik befindet. In der Abbildung selbst ist Dynamik, in der Statik selbst ist die Dynamik der ewigen Entwicklung, des ewigen Lebens. Und ihr könnt so in eurem Organismus Punkte finden, die euer ewiges Leben bedeuten, und ihr könnt sehen, dass ihr ewig lebt. Ihr könnt diese Punkte betrachten, könnt sehen, wie sie sich in Form bestimmter Lichtabschnitte auf der Oberfläche der Haut bewegen, wobei ihre Bewegung etwas ungewöhnlich ist. Die Bewegung dieser Lichtabschnitte ist so, als ob sie ein Gewebe schafft und gleichzeitig so harmonisch und vereint mit dem Gewebe sein kann, dass beim Eingang dieses Lichtabschnitts in die Haut zu sehen ist, dass sich dieser Lichtabschnitt bei Annäherung an euch in euren Körper verwandelt, so kann man sehen, dass der Aufbau eures Körpers auch aus dem äußeren kosmischen Raum kommt, aus der äußeren Ebene eurer Geistigen Welt.

Als der Schöpfer den physischen Körper schuf, machte er ihn unverwundbar, das heißt, ewig. Deshalb kann man hier sehen, dass ihr diese Lichtabschnitte regulieren könnt. Ihr könnt etwas annehmen oder etwas nicht annehmen, ihr könnt irgendwo eine Steuerung vornehmen, die jetzt eurem Verständnis, eurer Vorstellung entspricht. Aber in allen Fällen ist zu sehen, dass die Harmonie der Erkenntnis, die Harmonie des Verständnisses immer höher ist als zum Beispiel das System des fehlenden Zugangs. Also, je mehr ihr wisst, desto harmonischer reagiert ihr auf irgendwelche Situationen, die mit der äußeren und der inneren Welt, mit irgendwelchen Ereignissen verbunden sind. Darum kann man durch die Konzentration auf die Zahlen der Sterne des Großen Bären die innere Harmonie erkennen, die auf Wissen begründet ist. Wissen ist harmonisch. Je mehr davon da ist, desto harmonischer ist das System. Besonders das schöpferische Wissen. Darum ergibt es sich, dass ihr die Sicherung des ewigen Lebens einfach durch das Wissen aufbauen könnt, das jetzt vorhanden ist und das ihr in jedem Moment so ergänzen könnt, dass Zeit bleibt für die nächste Ergänzung, und dass diese Zeit ausreichend ist, damit die Sicherung des ewigen Lebens obligatorisch ist.

Das Sternbild Großer Hund (CANIS MAJOR) – 51421831994

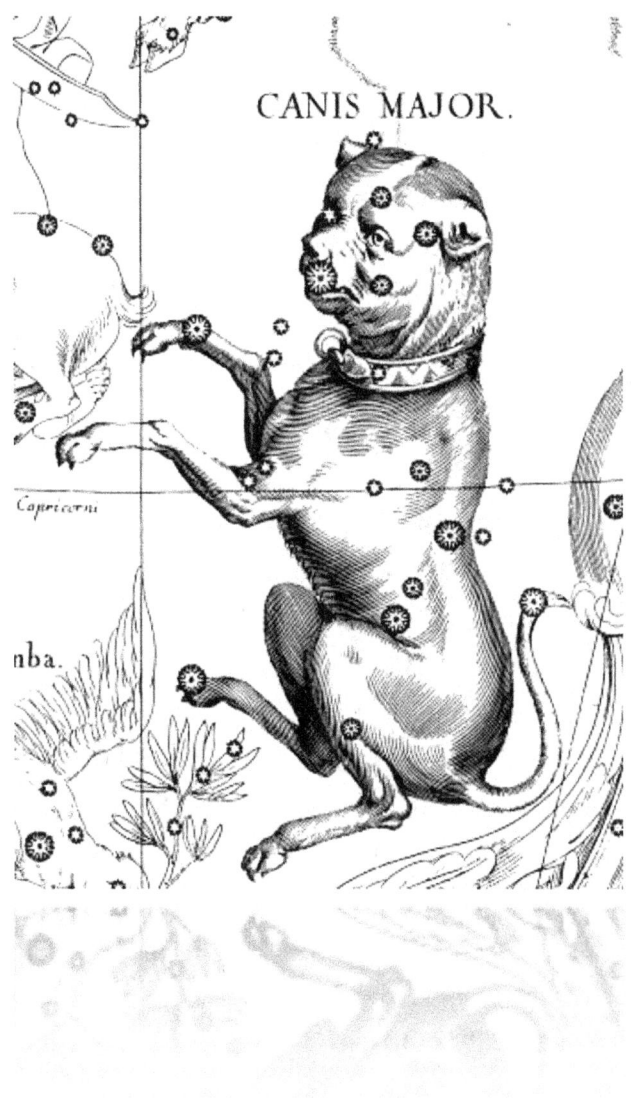

© Г. П. Грабовой, 2000

α   Großer Hund – Sirius – **49871321949**
β   Großer Hund – Mirzam – **31964829875**
γ   Großer Hund – Muliphein -**31978136485**
δ   Großer Hund – Wezen – **31648951974**
ε   Großer Hund – Adhara – **48549871949**
ζ   Großer Hund – Phurud – **38451781948**
η   Großer Hund – Aludra – **35481971946**
θ   Großer Hund – **31948789421**
ι   Großer Hund – **21651481974**
κ   Großer Hund – **49837184951**
λ   Großer Hund – **49531871849**
μ   Großer Hund – Isida – **31945849751**
ν1 Großer Hund – **45831981947**
ν2 Großer Hund – **31931861879**
ν3 Großer Hund – **59845849871**
ξ1 Großer Hund – **31481549861**
ζ2 Großer Hund – **31684951961**
o1 Großer Hund – Menklab Prior – **31649851971**
o2 Großer Hund – Menklab Posterior -**54831649878**
π   Großer Hund – **31967181948**
σ   Großer Hund – **59864759431**
τ   Großer Hund – **59431749849**
ω   Großer Hund – **36948159871**
3   Großer Hund – **59381489641**
10 Großer Hund – **49561729859**
11 Großer Hund – **31654851964**
12 Großer Hund – **58961466848**
15 Großer Hund – **31485161978**

17 Großer Hund – **38449121649**
26 Großer Hund – **31948569874**
27 Großer Hund – **39849151968**
29 Großer Hund – **31489549759**

Bei den Konzentrationen unter Verwendung des Sternbilds Großer Hund muss man auch folgende Technologie anwenden: nachdem man die Zeichnung des Großen Hundes angesehen hat, die Aufmerksamkeit auf das rechte und das linke Ohr gerichtet hat, danach auf den Schwanz, dann auf die rechte und die linke Vorderpfote, weiter auf die rechte und die linke Hinterpfote, führt man eine Verbindung des Steuerungsvektors, das heißt, des Lichtstrahls in den Bereich des Rückgrats, etwa in der Mitte des Rückens. Dann, nachdem ihr die Konzentration erhöht habt, ist zu sehen, auf welche Weise die Information des Großen Hundes wiedergegeben wird, das heißt, das Prinzip der Schöpfung, der Wiederherstellung der Information des Hundes. Wenn ihr diese Information betrachtet habt, könnt ihr sehen, dass auch alle Erscheinungen der Realität wieder herstellbar sind durch eine spezielle Konzentration in Form dieser Information, die entweder im kollektiven Bewusstsein liegt oder durch euer Bewusstsein aufgenommen wird, bereitgestellt durch die Beobachtung oder einfach durch Wahrnehmung.

Dabei ist die Konzentration im Sternbild Großer Hund, wenn man sie im Plan der Reflexion, das heißt, der Symmetrie betrachtet, so, dass man, wenn man die reflektierte linke Pfote des Großen Hundes betrachtet, die Organisationsstruktur des Gewebes der Materie des Menschen erkennen kann. Daraus folgt, dass ein beliebiges Element der Realität einen bestimmten Impuls enthält, der sich, als ob er in einem Spiegelbild ist, in der anderen Information befindet, wo die Erschaffung des Menschen stattfindet. Und in einem beliebigen reflektierten Abschnitt, der irgendein Objekt der Information betrifft, können wir den Bereich der Wiederherstellung und des ewigen Lebens finden. Das ist auch eins der Gesetze der Entwicklung der Information bei der Betrachtung der Struktur der Sterne in Richtung der ewigen Entwicklung.

Das Sternzeichen Waage (LIBRA) – 59861721968

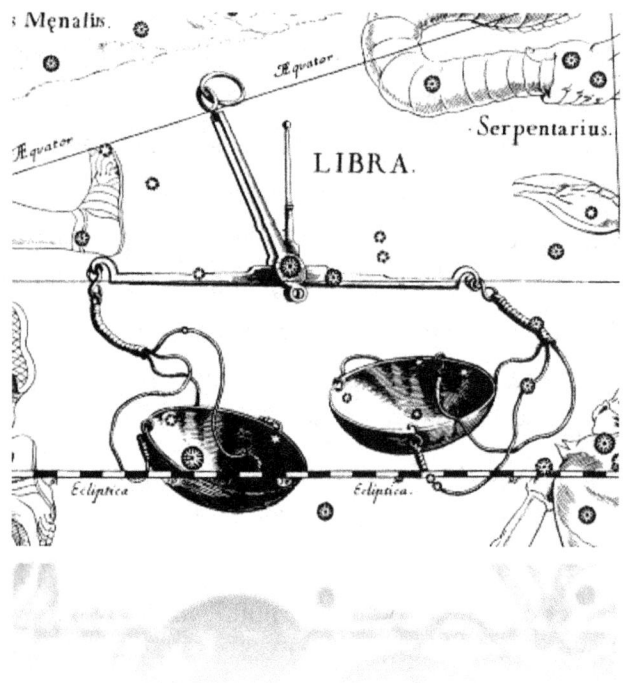

α1 Waage – Zuben Elgenubi 1 – **31485431964**

α2 Waage – Zuben Elgenubi – **42131989842**

β Waage – Zuben el schemali -**31684931971**

Waage – Zuben el Akrab – **36954831748**

δ Waage – Zuben el Akribi – **59349719864**

Waage – **38439689841**

Waage – **36415859874**

θ Waage – **31851631714**

ι Waage – **31858421967**

κ Waage – **36481451927**

λ Waage – **39516973851**

μ Waage – **89469571976**

ξ1 Waage – **54862172858**

ξ2 Waage – **36458168971**

ο Waage – **31854919864**

σ Waage – Brahium – **59358961971**

τ Waage – Dhira el Akrab – **64937481958**

υ Waage – **31862121493**

2 Waage – **51381421901**

3 Waage – **69853121861**

4 Waage – **31958421949**

5 Waage – **31684539451**

10 Waage – **69713859456**

11 Waage – **31789421841**

12 Waage – **58462931874**

16 Waage – **39874189858**

17 Waage – **62831721981**

18 Waage – **59869131949**

© Г. П. Грабовой, 2000

22	Waage –	**69854129878**
23	Waage –	**49159481964**
26	Waage –	**49759188817**
28	Waage –	**31485461938**
30	Waage –	**59864129400**
33	Waage –	**49758961749**
36	Waage –	**58014964802**
37	Waage –	**60125419864**
41	Waage –	**58169731918**
42	Waage –	**84954864971**
47	Waage –	**58516431884**
48	Waage –	**84964121847**
49	Waage –	**31869451728**
50	Waage –	**31684964871**

Bei der Betrachtung des Sternbilds Waage muss man bei der Wahrnehmung der Steuerung auch eine innere Facette betrachten, die dem Weltmaßstab der Entwicklung der Information entspricht. Für die Information, selbst für die riesigen, die Informationen großen Umfangs, existiert eine bestimmte Harmonie der Entwicklung. Wenn diese harmonische Struktur abzuteilen ist, kann man auch die Struktur der Liebe abteilen, die alles organisiert. Wenn man in dieser Technologie die Konzentration auf die Waagschalen richtet, das heißt, wenn man sich gedanklich auf die Darstellung der Waagschalen konzentriert hat, kann man die Erscheinung der Ebene betrachten, durch die der Zugang zur Wahrnehmung der Information der Liebe führt. So kann man von hier aus ein beliebiges Fragment der Information in der Steuerung unterbringen, das Festigkeit und den Faktor der unendlichen Entwicklung in die Richtung des Lebens bedeutet.

Das Sternzeichen Wassermann (AQUARIUS) – 31864121946

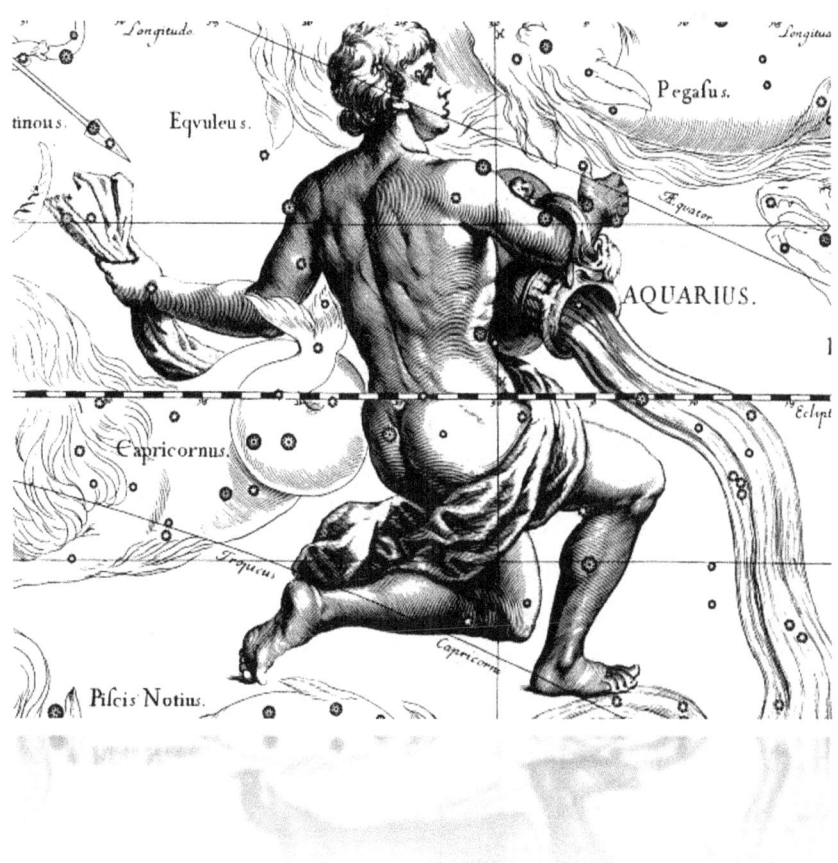

α   Wassermann – Sadalmelik – **31684951971**
β   Wassermann – Sadaksuud – **27485406414**
γ   Wassermann – Sadachbia – **06189349718**
δ   Wassermann – Skat – **51863121984**
ε   Wassermann – Albali – **85931721968**
ζ1 Wassermann – **58516401989**
ζ2 Wassermann – **31480600001**
η   Wassermann – **60451231978**
θ   Wassermann – Ancha – **85169789421**
ι   Wassermann – **62149759868**
κ   Wassermann – Situla – **24972159864**
λ   Wassermann – **81431689549**
μ   Wassermann – **19749189416**
ν   Wassermann – **36485149898**
ξ   Wassermann – **89416831974**
ο   Wassermann – **36854121981**
π   Wassermann – **46854139171**
ρ   Wassermann – **19484121959**
σ   Wassermann – **69431721981**
τ1 Wassermann – **58964129879**
τ2 Wassermann – **85436894871**
υ   Wassermann – **85931749861**
φ   Wassermann – **51758421961**
χ   Wassermann – **36849159784**
ψ1 Wassermann – **64917489691**
ψ2 Wassermann – **69854129171**
ψ3 Wassermann – **84546131864**
ω1 Wassermann – **62139401848**

ω2 Wassermann – **68514931841**

b1 Wassermann – **62871432841**

b2 Wassermann – **62481549861**

b3 Wassermann – **46158459784**

c1 Wassermann – **39481751694**

c2 Wassermann – **62831729879**

c3 Wassermann – **46517489481**

d Wassermann – **31968121954**

e Wassermann – **48131721868**

f Wassermann – **36454178949**

g Wassermann – **36871451981**

h Wassermann – **34154849188**

i1 Wassermann – **31754189861**

i2 Wassermann – **34861721758**

i3 Wassermann – **68914729868**

A1 Wassermann – **51648121959**

A2 Wassermann – **54931731864**

1 Wassermann – **36814259871**

3 Wassermann – **42864129878**

4 Wassermann – **21754961981**

5 Wassermann – **62839149871**

7 Wassermann – **34619859431**

8 Wassermann – **36854189871**

9 Wassermann – **19868129841**

10 Wassermann – **51485131968**

11 Wassermann – **68519421971**

12 Wassermann – **58131631854**

14 Wassermann – **56149859878**

15	Wassermann –	**31684951968**
16	Wassermann –	**31794121854**
17	Wassermann –	**68431451962**
18	Wassermann –	**36871381964**
19	Wassermann –	**85468131978**
20	Wassermann –	**59861739484**
21	Wassermann –	**62131729878**
24	Wassermann –	**69459167149**
25	Wassermann –	**31749869451**
26	Wassermann –	**34749151784**
28	Wassermann –	**31749485848**
29	Wassermann –	**62138462857**
30	Wassermann –	**18454961925**
32	Wassermann –	**84854926175**
35	Wassermann –	**62834148912**
36	Wassermann –	**48516489831**
37	Wassermann –	**58421631986**
38	Wassermann –	**31485489861**
39	Wassermann –	**31869451978**
40	Wassermann –	**58496151638**
41	Wassermann –	**19854189647**
42	Wassermann –	**18151489488**
44	Wassermann –	**61858561949**
45	Wassermann –	**36185439791**
47	Wassermann –	**58962131859**
49	Wassermann –	**46978259617**
50	Wassermann –	**38719429634**
51	Wassermann –	**31485169789**

© Г. П. Грабовой, 2000

53	Wassermann – **38619485161**
54	Wassermann – **31854789878**
56	Wassermann – **61485139869**
58	Wassermann – **61973854958**
60	Wassermann – **38956179851**
61	Wassermann – **59864137859**
64	Wassermann – **37485861901**
65	Wassermann – **49801300198**
66	Wassermann – **69419751989**
67	Wassermann – **59436189410**
68	Wassermann – **58131729849**
70	Wassermann – **13954121858**
72	Wassermann – **69436129489**
74	Wassermann – **10154854961**
75	Wassermann – **37854129864**
77	Wassermann – **13954121989**
78	Wassermann – **36854129858**
80	Wassermann – **14531681971**
82	Wassermann – **58436154859**
83	Wassermann – **69871751964**
85	Wassermann – **36854831969**
86	Wassermann – **37838451901**
87	Wassermann – **10159869842**
88	Wassermann – **68319459871**
89	Wassermann – **31489131758**
94	Wassermann – **31561481851**
96	Wassermann – **51431731856**
97	Wassermann – **36181431985**

© Г. П. Грабовой, 2000

98   Wassermann – **19854121968**
99   Wassermann – **19869751984**
100 Wassermann – **19354158967**
101 Wassermann – **85454958964**
103 Wassermann – **31758431789**
104 Wassermann – **31854161975**
106 Wassermann – **13849171864**
107 Wassermann – **39864121949**
108 Wassermann – **38454121906**

Bei der Steuerung durch das Sternbild Wassermann in Richtung des ewigen Lebens und der ewigen Entwicklung kann man die Technologie anwenden, die zur Struktur des Wassers gehört, das ausgegossen wird. Nachdem man ein Element betrachtet hat, zum Beispiel das Becken, aus dem das Wasser gegossen wird, kann man so ein Prinzip der Steuerung sehen, dass man an diesem geometrischen Ort, wo das Wasser ausgegossen wird, eine bestimmte Dynamik des Beginns der Entstehung des Wassers sehen kann, das ausgegossen wird. Dabei hat der Faktor, dass das Wasser aus einem geschlossenen Becken ausgegossen wird, keine prinzipielle Bedeutung, weil speziell die Bewegung auf der Ebene betrachtet wird, wo das Wasser, das ausgegossen wird, beginnt, wahrgenommen zu werden. Wenn man diese Steuerung benutzt, kann man gedanklich in diesen Wasserschwall hineingehen, so, als ob man seine Dynamik fühlt, hier kann man sehen, dass die Struktur des Lebens, die mit dem Wasser verbunden ist, in der Wahrnehmung dynamischer Systeme organisiert werden kann.

Das heißt, wenn ihr zum Beispiel die Zeichnung des Sternbilds Wassermann betrachtet, könnt ihr sehen, dass der Körper organisiert ist, darunter auch in der Struktur, wo das Wasser aus dem Gefäß kommt. Dabei breiten sich zukünftige Ereignisse in die Struktur des ausgegossenen Wassers von der rechten Seite aus, da, wo das Wasser schon zu sehen ist. Die vergangenen Ereignisse, sie befinden sich innerhalb des Gefäßes, und in diesem Sinne kann jede beliebige Sache als System bestimmt werden, das in bedeutendem Maße zu den vergangenen oder zu den zukünftigen Ereignissen gehört. Und in diesem Fall, weil das Vergangene nur informative Bedeutung hat, kann man eine bestimmte eigene, ausgewogene Struktur auswählen, die den Einfluss vergangener Ereignisse über eine Sache charakterisiert. Wenn erkannt wurde, dass ein solches Element in der Realität existiert, kann man bestimmte Einwirkungspunkte überall im gesamten Raum sehen, in dem man bestimmte Sphäroiden der Einwirkung betrachten kann, die unter Berücksichtigung einer bestimmten Anordnung der vergangenen Ereignisse entstehen. Innerhalb dieser Sphäroiden kann man die Struktur künftiger Ereignisse bestimmen, so einen Prozess betrachten, der indirekt das Spiegelbild betrifft, dass sich die künftigen Ereignisse im Zentrum dieser Sphäroiden befinden, rund um sie befinden sich Elemente vergangener Ereignisse, in Wirklichkeit die Organisation der Zukunft. Sie wächst wie eine Art optisches System aus der Vergangenheit.

Dabei ist zum Beispiel das Licht weit entfernter Sterne in eine solche Verkürzung gebracht, dass es sowohl vergangene wie auch zukünftige Ereignisse erfasst. Das Licht der Zukunft ist faktisch vermischt mit dem Licht der Vergangenheit. Es ist real zu sehen, dass die Substanz einzig ist, das heißt, der Schöpfer, der die gesamte Realität organisiert, zeigt sich in diesem Fall darin, dass für Ihn die Materie der Organisation des Ereignisses neutral ist. Durch sie können sowohl die Vergangenheit wie auch künftige Ereignisse organisiert werden.

Deshalb, wenn der Mensch eine fixierte Vergangenheit hatte, das heißt, er hat in dem physischen Körper irgendwelche Tätigkeiten ausgeführt, dann kann das durch eine Art Systemumwandlung auf ein beliebiges künftiges Ereignis ausgeweitet werden. Nämlich der Körper, der zum Beispiel mit Wasser gewaschen wird, geht aus einem anderen geometrischen System hervor, eben aus dem gleichen Wasser. Man kann zum Beispiel beobachten, wie der Mensch in den Fluss hineingegangen ist, geschwommen ist und am gleichen Ufer herausgegangen ist. Und dabei ergibt sich, dass im Wasser eine Anzahl von Ereignissen stattgefunden hat. Hier kann man den Mechanismus der Bewusstseinsentwicklung sehen, wenn die Umwandlung ein und derselben Materie in eine unendliche Zeit vor sich geht. Die Reserve der Materie ist unendlich. Daraus ergibt sich, dass das aussieht wie eine unzerstörbare Materie, die sich in künftigen Ereignissen ständig reproduzieren kann.

Verbindet man den Körper des Menschen mit dem Wasserschwall, das heißt, sich gedanklich zurechtlegen oder vorstellen, dass der Mensch den Fluss entlang schwimmt, kann man die Struktur der Co-Organisation des physischen Körpers des Menschen und einer äußeren Materie, zum Beispiel Wasser, sehen. Dabei wird sichtbar, dass der Körper immer lebt und sich ewig entwickelt.

Das Sternbild Fuhrmann (AURIGA) – 36837121859

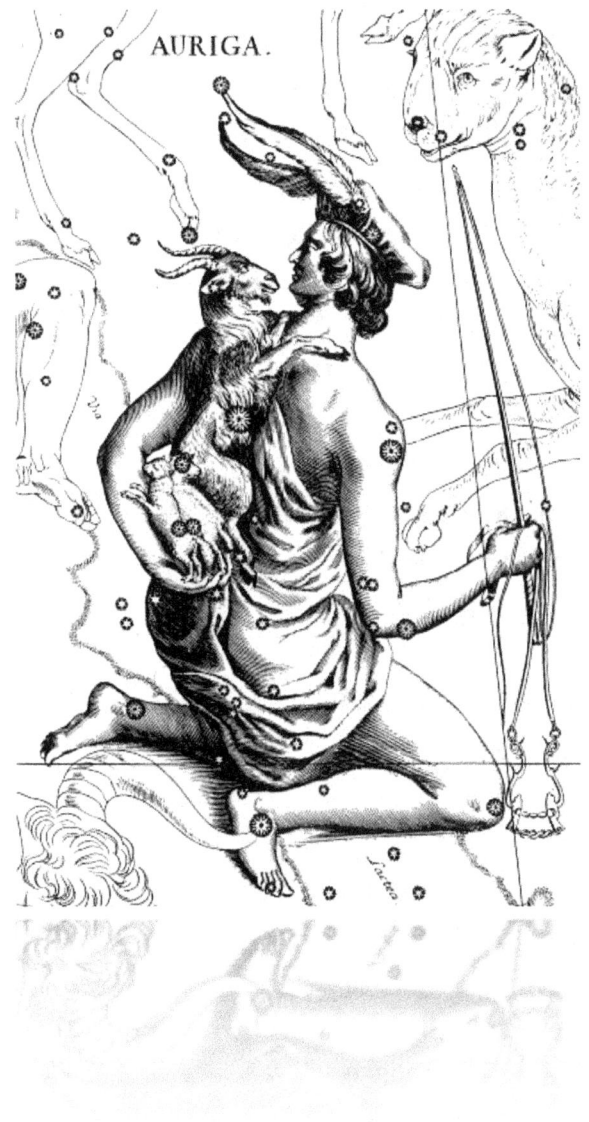

α   Fuhrmann – Capella – **21854261971**
β   Fuhrmann – Menkalinan – **59861271984**
δ   Fuhrmann – Prijipati – **19754121968**
ε   Fuhrmann – Al Anz – **58962131979**
ζ   Fuhrmann – Haedus I – **31684121974**
η   Fuhrmann – Haedus II – **38961321978**
θ   Fuhrmann – Machasim – **58436121849**
ι   Fuhrmann – Hassaleh – **16837121949**
κ   Fuhrmann – **62842131981**
λ   Fuhrmann – Al Hurr – **98431621978**
μ   Fuhrmann – **16824128949**
ν   Fuhrmann – **31658121967**
ξ   Fuhrmann – **85936121971**
o   Fuhrmann – **59864159789**
π   Fuhrmann – **16831721948**
ρ   Fuhrmann – **56484121841**
σ   Fuhrmann – **59131781949**
τ   Fuhrmann – **54964121972**
υ   Fuhrmann – **69754821971**
φ   Fuhrmann – **16894121978**
χ   Fuhrmann – **17848131689**
ψ1 Fuhrmann – **56131721894**
ψ2 Fuhrmann – **61837121974**
ψ3 Fuhrmann – **16871421989**
ψ4 Fuhrmann – **16974129859**
ψ5 Fuhrmann – **64974121984**
ψ6 Fuhrmann – **68974859864**
ψ7 Fuhrmann – **19754969871**

ψ8 Fuhrmann – **16839129864**
ψ9 Fuhrmann – **17839429874**
ω Fuhrmann – **36101921981**
2 Fuhrmann – **59864129874**
5 Fuhrmann – **14872129864**
6 Fuhrmann – **36849121978**
9 Fuhrmann – **19419139658**
12 Fuhrmann – **36817589421**
14 Fuhrmann – **69719459758**
16 Fuhrmann – **19759439861**
17 Fuhrmann – **69451729489**
18 Fuhrmann – **19759429481**
19 Fuhrmann – **19784751967**
22 Fuhrmann – **99764854961**
26 Fuhrmann – **61931751428**
28 Fuhrmann – **59464759891**
36 Fuhrmann – **19875136849**
38 Fuhrmann – **18958121964**
39 Fuhrmann – **19654121948**
40 Fuhrmann – **61901259431**
41 Fuhrmann – **69431659871**
42 Fuhrmann – **62101926971**
43 Fuhrmann – **42161831978**
45 Fuhrmann – **69754931689**
47 Fuhrmann – **19454721968**
48 Fuhrmann – **18965131978**
49 Fuhrmann – **52131621984**
51 Fuhrmann – **62831721749**

© Г. П. Грабовой, 2000

53 Fuhrmann – **69428127851**
54 Fuhrmann – **12864126478**
59 Fuhrmann – **62419736984**
60 Fuhrmann – **31684129758**
62 Fuhrmann – **84936154871**
63 Fuhrmann – **85131721948**
64 Fuhrmann – **36159859748**
65 Fuhrmann – **38749198564**
66 Fuhrmann – **17854131684**

Bei der Steuerung unter Verwendung des Sternbilds Fuhrmann muss man so ein Prinzip sehen, wie das Prinzip der Hilfe für andere Systeme. Wenn sich der Mensch entwickelt, geboren wird, Wissen sammelt, hilft er in einer bestimmten Weise der ganzen Welt sich ewig zu entwickeln. Das liegt darin, dass man bei der Wechselwirkung der Information des Menschen mit der Umwelt, in erster Linie mit den Systemen lebender Organismen, die Ausrichtung auf den Menschen sieht, wie auf ein System, das diesen Organismen Kenntnisse der ewigen Entwicklung, selbst von der Körperform ausgehend, zur Verfügung stellt. Deshalb kann man, nachdem man die Wahrnehmung des Menschen durch die Tiere untersucht hat, sehen, dass sie auf der Ebene des inneren Plans der Wahrnehmung, der das Tier steuert, vor allem das Licht wahrnehmen, das von dem physischen Körper ausgeht, danach wird der Körper wahrgenommen auf der Ebene jenes Verständnisses, das dem Geist des Tiers entspricht, das heißt, dem inneren Niveau des Tiers. So verläuft die Übergabe des Wissens ursprünglich, danach kommt schon die Tätigkeit des Körpers.

Ausgehend davon, kann man immer eine Verkürzung der Steuerung finden, wenn das Tier gegenüber dem Menschen nicht aggressiv wird, weil es die Ebene der Übergabe von Kenntnissen realisiert. Diese Ebene des Fehlens einer Aggression, diese Ebene des Friedfertigkeit, der schöpferischen Arbeit kann man erweitern durch Konzentration auf den Körper des Menschen und vereinzelt durch die Konzentration auf die Tiere. Dabei ist die ganze mittelbare Information – eine schöpferische Arbeit für die ewige Entwicklung. Weil in der Struktur der ewigen Entwicklung das System der unbedingten schöpferischen Arbeit und der Entwicklung realisiert werden muss. In diesem Fall genügt es, dass diese Tätigkeit optimal und schnell in diese Richtung ausgeführt wird.

Das Sternbild Wolf (LUPUS) – 31649851481

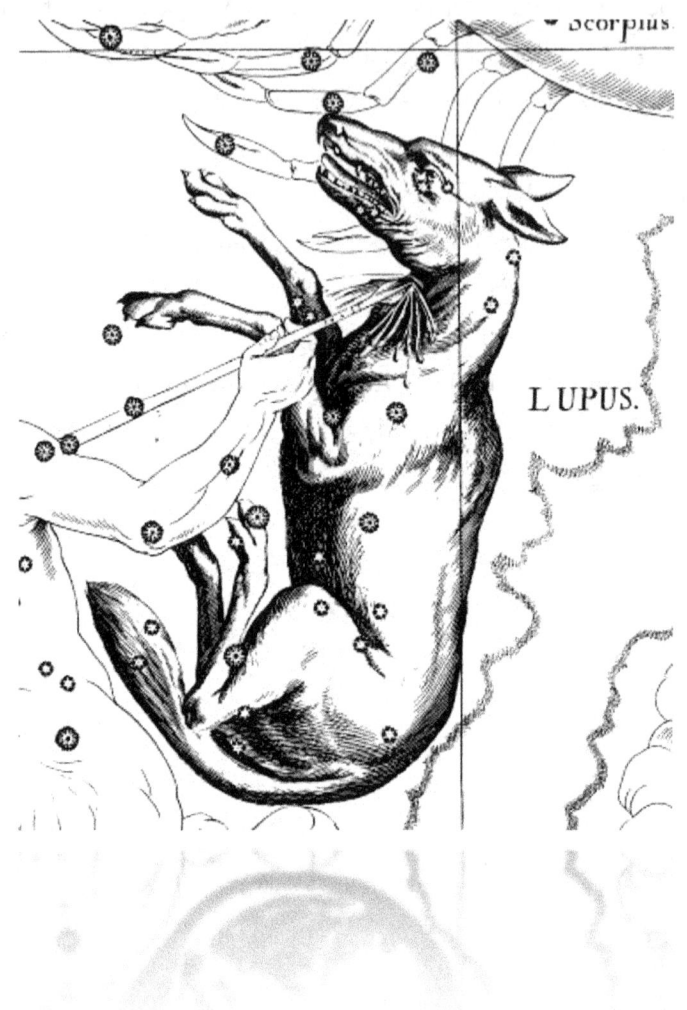

α Wolf – **54964178949**
β Wolf – **19871349891**
γ Wolf – **64971351968**
δ Wolf – **54931721964**
ε Wolf – **49754821961**
ζ Wolf – **69874181947**
η Wolf – **39654189878**
θ Wolf – **31658971854**
ι Wolf – **31854321968**
κ1 Wolf – **29314821964**
κ2 Wolf – **39878129489**
λ Wolf – **69853126841**
μ Wolf – **49564831971**
ν1 Wolf – **51458231841**
ν2 Wolf – **69314971981**
ξ1 Wolf – **51651481941**
ξ2 Wolf – **62851381961**
ο Wolf – **31485369758**
π Wolf – **31642879681**
ρ Wolf – **62854131749**
σ Wolf – **58314969831**
τ1 Wolf – **31485131864**
τ2 Wolf – **68949189488**
υ Wolf – **62131981961**
φ1 Wolf – **31854121964**
φ2 Wolf – **62831721749**
χ Wolf – **31149851961**
ψ1 Wolf – **19369421348**

© Г. П. Грабовой, 2000

ψ2 Wolf – **69831729874**
ω Wolf – **69384121974**
a Wolf – **34851631749**
b Wolf – **54875121981**
c Wolf – **62131654891**
d Wolf – **49789149868**
e Wolf – **31849751964**
f Wolf – **58931561978**
g Wolf – **53184184961**
h Wolf – **39184871981**
i Wolf – **31058421968**
k Wolf – **31864138960**

Bei der Steuerung mit Nutzung der Information des Sternbilds Wolf kann man ein Prinzip der Steuerung betrachten, das das Fehlen von Feindseligkeit von beliebigen Systemen bei richtiger Bewegung und Verbreitung der Information des Menschen charakterisiert.

Hier kann man folgendes Niveau der Steuerung betrachten: wenn man die Darstellung des Wolfs als eine bestimmte Sphäre der Information betrachtet, kann man sehen, dass die Information, die dem Menschen entspricht, eine Organisationsstruktur dieser Sphäre ist. Und so kann man im Fall irgendwelcher aggressiven Systeme das Prinzip anwenden, dass eure Steuerung das System einer möglichern Aggression isoliert und umbaut zu nicht aggressivem Inhalt. So wird die Kontaktfähigkeit mit euch aufgehoben für ein beliebiges System, wo eine Aggression angezeigt werden kann, und die Zuweisung eines anderen Status durch die Errichtung der nächsten Sphäre der schöpferischen Arbeit.

Das Sternbild Bootes (BOOTES) – 51561831748

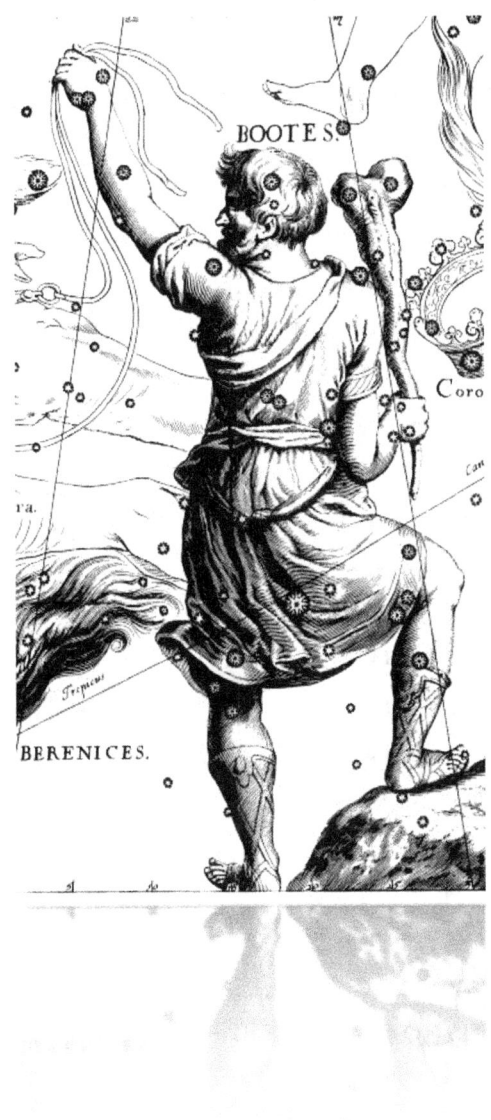

α Bootes – Arcturus – **31864751971**
β Bootes – Neckar – **34967129874**
γ Bootes – Seguin -**38461751948**
δ Bootes – **19871321948**
ε Bootes – **42861721984**
ζ Bootes – **51421721964**
η Bootes – Mufrid – **62831721948**
θ Bootes – Asselyus Primus – **42151961974**
ι Bootes – Asselyus Secundus – **14831621981**
κ1 Bootes – **64389489729**
κ2 Bootes – Asselyus Tertius – **36489531649**
λ Bootes – **85461721948**
μ1 Bootes – Alkalyurops – **54621721839**
μ2 Bootes – **69874159864**
ν1 Bootes – **51231621864**
ν2 Bootes – **36481551978**
ξ Bootes – **54936121989**
o Bootes – **51864151429**
π1 Bootes – **31649121959**
π2 Bootes – **51664854961**
ρ Bootes – Al Hamalin – **49751861978**
τ Bootes – **16838121964**
υ Bootes – **36829429871**
φ Bootes – **69471321978**
χ Bootes – **19854121968**
ψ Bootes – **21831721429**
ω Bootes – **59319495681**
b Bootes – **31641921971**

c Bootes – **61989351964**
d Bootes – **31854981968**
e Bootes – **19454789871**
f Bootes – **39619421978**
g Bootes – **31759831981**
h Bootes – Merga – (38) – **89459489759**
i Bootes – **31564189871**
k Bootes – **36849129878**
A Bootes – **46584951968**
1 Bootes – **93561421989**
2 Bootes – **59868129871**
3 Bootes – **51429136871**
7 Bootes – **31649789869**
9 Bootes – **59471851968**
10 Bootes – **31654874981**
11 Bootes – **61358971348**
13 Bootes – **96971451981**
14 Bootes – **54864121979**
15 Bootes – **69318459361**
18 Bootes – **31754981964**
20 Bootes – **59484121858**
26 Bootes – **36184121978**
31 Bootes – **59849759164**
32 Bootes – **36149759859**
33 Bootes – **89474129878**
34 Bootes – **61738421959**
39 Bootes – **62854121967**
40 Bootes – **31754969871**

50 Bootes – **65436129879**

Bei der Steuerung mit Nutzung der Information des Sternbilds Bootes muss man gleich jenes Element der Steuerung betrachten, wie die Steuerung auf der Symmetrieachse zwischen dem reflektierten Abschnitt und der Abbildung. Hier kann man zum Beispiel auf der Ebene der Reflexion die Verbindung an der Ferse des linken Fußes sehen, das heißt, an der Stelle, auf die man sich konzentriert, um sich in der Steuerung, in der Information, in allen ereignisreichen Konstruktionen des Menschen vollkommen abzusichern gegen mögliche Probleme, die zum Beispiel zur Schädigung des physischen Körpers gehören. Dabei wird die Energie für eine Art Wachstum des ewigen Körpers geschaffen. Das heißt, wenn man diese Konzentration anwendet, kann man sehen, dass direkt vom linken Bein ein bestimmter Lichtstrom nach oben geht, der anfängt, sich auf den ganzen Körper zu erheben, und das ist die Ewigkeit des Körpers, die selbständig den Körper selbst im Prozess seiner Entwicklung, seiner Bewegung, organisiert. Das ist Licht, das den Körper selbst reproduziert und sich innerhalb dieses Körpers befindet. Jedes beliebige Element, das aus Licht besteht, reproduziert den Körper. Hier, in diesem Fall, kann man das Prinzip der Selbstreproduktion des Körpers aus sich selbst sehen. Das heißt, man braucht sogar nur eine Zelle zu betrachten und kann sehen, dass diese Zelle den ganzen Körper wiederherstellen kann. Dieses Prinzip zeugt davon, dass der sich ewig entwickelnde Mensch bei all dem auch autonom ist. Er kann sich ewig entwickeln und ewig leben, allein ausgehend von seinem physischen Körper.

In dem mit dem physischen Sehen überschaubaren kosmischen Raum, der den Planeten Erde umgibt, gibt es 14 Bereiche, in denen sich lebende Organismen befinden, dem Menschen nahe und identisch. In drei Bereichen davon, einschließlich zweier Bereiche, wo eben solche leben wie auf der Erde, Menschen, haben sie sich durch die Entwicklung des Bewusstseins die Technologien des ewigen Lebens angeeignet. Das sind fast zwanzig Prozent der Gesamtzahl, und das bedeutet, dass das ewige Leben lebender Organismen eine genügend verbreitete und erkennbare Erscheinung des Weltalls ist.

In der Zeitung „Ihr häuslicher Berater", Nr. 1- 2 (45-46) vom Januar 2000 habe ich auf Seite 17 in dem Artikel „Sensation! Kletten auf dem . . . .Mars!" eine steuernde Prognose darüber veröffentlicht, dass es auf dem Mars Angaben über Wasser und Leben gibt, obwohl zu der Zeit solche Angaben von den Marsmobilen nicht vorhanden waren. Dann haben die Marsmobile diese Information bestätigt, worüber in allen zentralen Masseninformationsmitteln berichtet wurde. Das Ziel der steuernden Prognose war, für den kosmischen Raum Leben nachzuweisen und die Realität gemeinsam mit dem kollektiven Bewusstsein umzuwandeln in Richtung des Vorhandenseins von Leben.

So könnt ihr durch die Erweiterung des Bewusstseins bis zu seiner Wechselwirkung mit dem kosmischen Raum analog die Meldungen über Orte von Leben im Kosmos aufnehmen, gleichzeitig auf die Organisation des Lebens an konkreten Orten der Wechselwirkung des Bewusstseins mit dem Kosmos lenken, und dorthin gedanklich Kenntnisse über das ewige Leben übermitteln. Dabei könnt ihr sofort erworbene und entwickelte Kenntnisse zurückerhalten, eingestimmt auf die Ausstrahlung der Zukunft jenes Sterns, zu dem ihr die Kenntnisse über das ewige Leben geschickt habt.

Für euch kann diese Tätigkeit Sekunden dauern, aber die Sphäre der Kenntnisse über das ewige Leben könnt ihr entwickelt für Millionen Jahre erhalten. Weil die Linie der Beförderung der gedankliche Sphäre eures Wissens zu dem Stern ein leuchtender Strahl des künftigen Sterns ist, der sich oft, bezogen auf die heutige Zeit, Millionen Jahre in der Zukunft befindet.

Zur schnelleren Aneignung der Technologien der Sicherung des ewigen Lebens ist es wichtig, mit solchen Zeitkategorien zu arbeiten, bei denen das Bewusstsein, das mit ihnen in Berührung kommt, sich schneller an die großen Größen der Zeit gewöhnt, und als Folge kann hier ein Verjüngungseffekt mit Gesundung eintreten. Auf diese Weise kann man sich selbst und andere das ewige Leben lehren, sich auf das gegenwärtige Wissen stützend und durch die Ausstrahlung von der Zukunft euer Wissen aufnehmen, das von anderen Menschen im Kosmos entwickelt wurde.

Das Sternbild Haar der Berenike (COMA BERENICES) – 24971831961

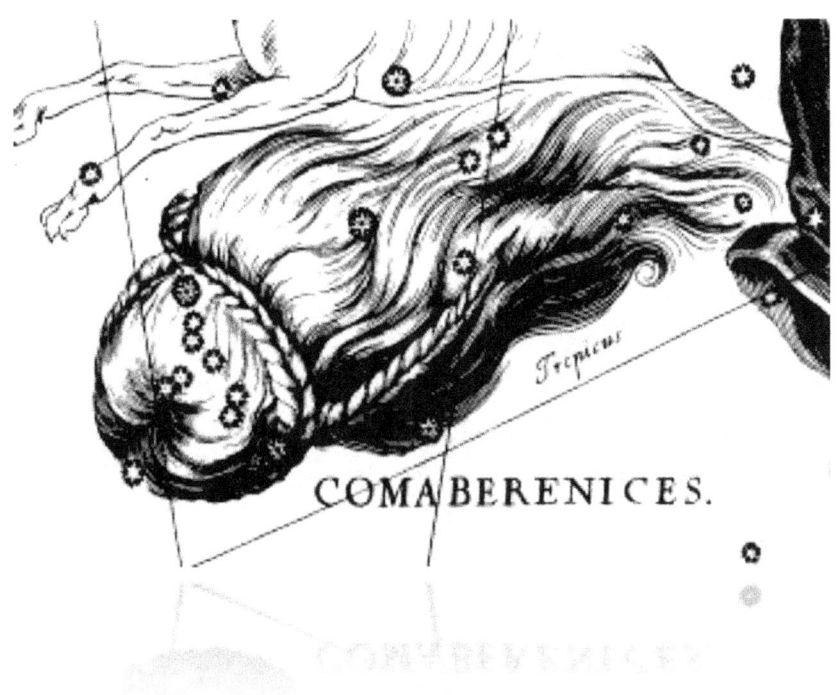

α   Haar der Berenike – Al Debir – **64754981974**
β   Haar der Berenike – **75964121984**
γ   Haar der Berenike – **45831421872**
1   Haar der Berenike – **64854958964**
2   Haar der Berenike – **45154893854**
3   Haar der Berenike – **69758979867**
4   Haar der Berenike – **19454261978**
5   Haar der Berenike – **62854129878**
6   Haar der Berenike – **51649281940**
7   Haar der Berenike – **16985421971**
8   Haar der Berenike – **59868121974**
9   Haar der Berenike – **58942131968**
10 Haar der Berenike – **53121621859**
11 Haar der Berenike – **36837121851**
12 Haar der Berenike – **64971529158**
13 Haar der Berenike – **59864121721**
14 Haar der Berenike – **53121849878**
16 Haar der Berenike – **61817219489**
17 Haar der Berenike – **89841351964**
18 Haar der Berenike – **31654981949**
20 Haar der Berenike – **56489131974**
21 Haar der Berenike – **54936121984**
22 Haar der Berenike – **36489151967**
23 Haar der Berenike – **37849121851**
24 Haar der Berenike – **56481891429**
25 Haar der Berenike – **69451729851**
26 Haar der Berenike – **12384921759**
27 Haar der Berenike – **36151421971**

© Г. П. Грабовой, 2000

28 Haar der Berenike – **42869427849**
29 Haar der Berenike – **54216421978**
30 Haar der Berenike – **64971851961**
31 Haar der Berenike – **54968121971**
32 Haar der Berenike – **58421729401**
35 Haar der Berenike – **62149751981**
36 Haar der Berenike – **72159871968**
37 Haar der Berenike – **54861729806**
38 Haar der Berenike – **54961181949**
39 Haar der Berenike – **54758121968**
40 Haar der Berenike – **58904131968**
41 Haar der Berenike – **36151681971**

Wenn man in seinem Bewusstsein das Sternbild Haar der Berenike betrachtet, wenn der Mensch mit seinem physischen Sehen auf das Sternbild am Nachthimmel blickt oder in irgendeiner Weise diesen Bereich des Raums aufnimmt, kann man sehen, dass jedes Haar, gezeichnet oder vorgestellt, jedes Haar ein bestimmtes Niveau der Bewegung der Information bedeutet. Und wenn man in die innere Struktur dieses Haars eindringt, kann man sehen, dass die Information ursprünglich neutral ist und zum Beispiel eine goldene Farbe hat. Man kann sehen, dass die Charakteristik der Information, zum Beispiel die goldene Farbe das ist, was von der Bewegung kommt.

Wenn man gedanklich die Bewegung anhält, beginnt die Information eine weiße Farbe anzunehmen, dabei wird das Wirken des Schöpfers sichtbar, der die Information organisiert. Auf diese Weise ist die Farbe die Charakteristik der Steuerung. Ihr könnt zum Beispiel, wenn ihr durch das steuernde Gebiet geht, an jedem Haar sehen, dass, je größer ihr die Steuerung wählt, das heißt, je mehr ihr euch gedanklich mit der Information zu jedem Haar begebt, desto stärker wird es hell. Und hieraus der allgemeine Schluss, dass jede Bewegung, jede Entwicklung zu einem größeren Wachstum der schöpferischen Kräfte führt. Das heißt, die schöpferische Arbeit – das ist die unvermeidliche Zukunft und entsprechend, das, was das Gute, die schöpferische Arbeit hervorbringen kann und das auch ewig bleiben soll. Auf diese Weise ist die Ewigkeit in das Wesen des Menschen gelegt, denn er kann tätig sein. Jede Tätigkeit führt zur Ewigkeit der Entwicklung und zur Ewigkeit des Lebens.

Mit der Bewegung des Bewusstseins durch die von euch ausgewählten Bereiche des kosmischen Raums könnt ihr steuernde Tätigkeiten in Bezug auf die gesamte Materie des Weltalls in Richtung des ewigen Lebens schaffen, einschließlich der Materie hinter der undurchdringlichen Dunkelheit, um rechtzeitig einen Schutz vor den Objekten zu schaffen, deren Funktionen im Moment ihres Eintreffens nicht bestimmt sind. Die Gelehrten beginnen jetzt, sich immer mehr mit den Spuren der verborgenen Materie zu befassen, von der es vielfach mehr gibt als den uns bekannten Stoff, aus dem die sichtbare Welt besteht.

Darüber gab es einen Artikel in der Zeitung „Die Prognose – eine Variante der Steuerung" Nr.2 (15) vom Februar 2003 „Die Astronomen suchen die Dunkelheit":

„Eine Prognose für Juni 2002 für den kosmischen Raum gebend „Die Prognose – eine Variante der Steuerung" Nr.5 (6) hatte G. Grabovoj gesagt, dass es notwendig ist, auf der Ebene wissenschaftlicher Entwicklungen die Möglichkeit der Steuerung mit einer optischen Information eines Typs zu untersuchen, mit dem man superferne Objekte nicht nur über das optische Signal bestimmen kann. In diesem Fall können wir jedes nichtspezifische Objekt mit einer anderen Wellennatur oder einer superdichten Organisation bestimmen. Das bietet die Möglichkeit, sich vor Objekten mit unbestimmten Funktionen, die dem Planeten gefährlich sind, zu schützen.

Das heißt, man muss die Information selbst dann bestimmen können, wenn sie implizit in der Optik gezeigt wird, um den Grad des „schwarzen", des schwachen Signals zu unterscheiden, oder anders gesagt, vor dem dunklen Hintergrund des Kosmos solche physikalischen Systeme zu erkennen, die neutralisiert werden können. Es könnte auch noch ein gewisser Raum um das optische Signal abgeteilt werden (der Raum seines Falls und des Übergangs in eine für das Teleskop unbestimmbare Wahrnehmung). Man muss die Information hinter der undurchdringlichen Dunkelheit erhalten können".

Die letzte wissenschaftliche Konferenz, die Ende 2002 stattfand, trug die Bezeichnung „Astrophysik hoher Energien – heute und morgen", organisiert von der Russischen Akademie der Wissenschaften im Institut für Kosmosforschungen. Die Information darüber fanden wir in den Presseveröffentlichungen der Konferenz und im Internet. Besonders viel bezieht man sich auf den Direktor des Max-Planck-Instituts für Astrophysik in der BRD, den Leiter des Instituts für Kosmosforschungen, das Akademiemitglied R. Sjunjaev. Wir bringen die interessantesten Angaben aus seiner Übersicht astrophysikalischer Probleme und Errungenschaften, die die Prognosen G. Grabovojs beweisen.

Am Ende des Jahres druckten die führenden Ausgaben die Verzeichnisse der wichtigsten Aufgaben der fundamentalen Wissenschaft. Die meisten von ihnen sind in der Astrophysik. Wir durchleben, nach der Meinung Sjunjaevs, eine einzigartige Zeit, die mit der Epoche der großen geographischen Entdeckungen verwandt ist. Die Gelehrten wiederholen den Weg Magellans, aber im Weltall. Dort finden sie überall Spuren der verborgenen Materie, die es 15 mal häufiger gibt als den uns bekannten Stoff, aus dem die sichtbare Welt besteht.

Das Vorhandensein des verborgenen Stoffes und die Menge der „dunklen Materie" werden auf verschiedene Weisen bestätigt – durch Messungen des Gravitationsfelds der Galaxienhaufen mit Röntgenstrahlen und bei der Verzerrung der „Gravitationslinsen" (Darstellung ferner Galaxien durch Galaxienhaufen). Und das mit dem Nobelpreis ausgezeichnete Problem der Oszillation des Neutrino hat bewiesen, dass das Neutrino eine Masse hat. Berechnet ist bisher ihre untere Grenze. Die Verschiebung der früher als gewichtslos gerechneten Neutrino in die mittlere Stoffdichte im Weltall vom kosmischen Teleskop Hubble aus, hat gezeigt, dass das Spektrum der optischen Ausstrahlung in keinem der angenommen theoretischen Modelle mit Röntgenstrahlen gleichgesetzt werden kann. Die wahre Wissenschaft ist dort, wo eine neue Information nicht in bekannte Rahmen gelegt wird...,,

Das Sternbild Rabe (CORVUS) – 31969851981

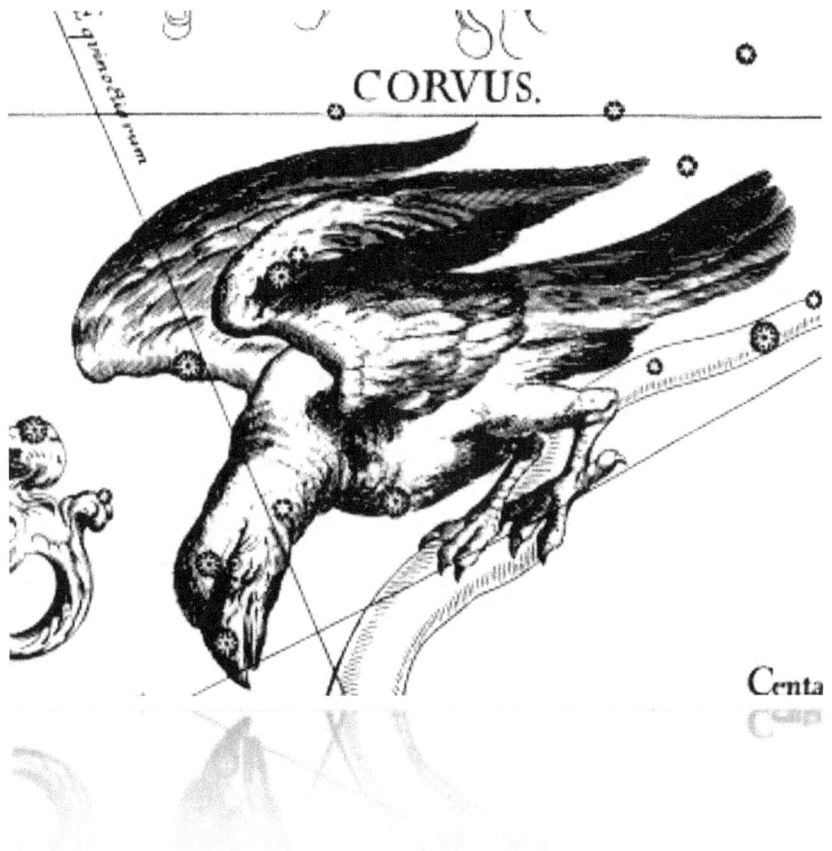

α Rabe – Al Sheba – **31564121981**

β Rabe – Kraz – **36871851461**

γ Rabe – Hyänen Corvi – **42137861906**

δ Rabe – Algorab – **13849751961**

ε Rabe – Minkar – **19354961981**

ζ Rabe – **13964851968**

η Rabe – Avis Satur – **31964181949**

3 Rabe – **61481571841**

6 Rabe – **38149751964**

Im Sternbild Rabe muss man das Informationsprinzip betrachten, das zur Struktur des Fluges eines Vogels in der Luft gehört, wenn beim Flügelschlag unter den Flügeln eine bestimmte Luftbewegung entsteht. Die Wechselwirkung der Luft mit der Feder des Raben ist in diesem Fall das Niveau der Steuerung, welches erlaubt, bestimmte Entscheidungen vorzunehmen, die zu jenen Systemen gehören, wo es aus einigen Gründen schwierig ist, eine Entscheidung zu treffen: entweder ist die Information nicht ausreichend, oder es besteht keine Notwendigkeit, gerade jetzt eine Entscheidung zu treffen, weil das Ereignis zum Beispiel weit weg ist. Man kann betrachten wie sich diese Luftwirbel nähern und sehen, dass zwischen ihnen bestimmte Linien existieren, wo die Ströme keine Wirbel haben. Ausgehend davon kann man sehen, dass in einer beliebigen Information immer bestimmte Systeme sind, durch die man die Steuerung erhalten kann, die ihr braucht, auch beim Fehlen der notwendigen Information, beim Fehlen der Tätigkeiten.

Das Sternbild Herkules (HERCULES) – 38961721849

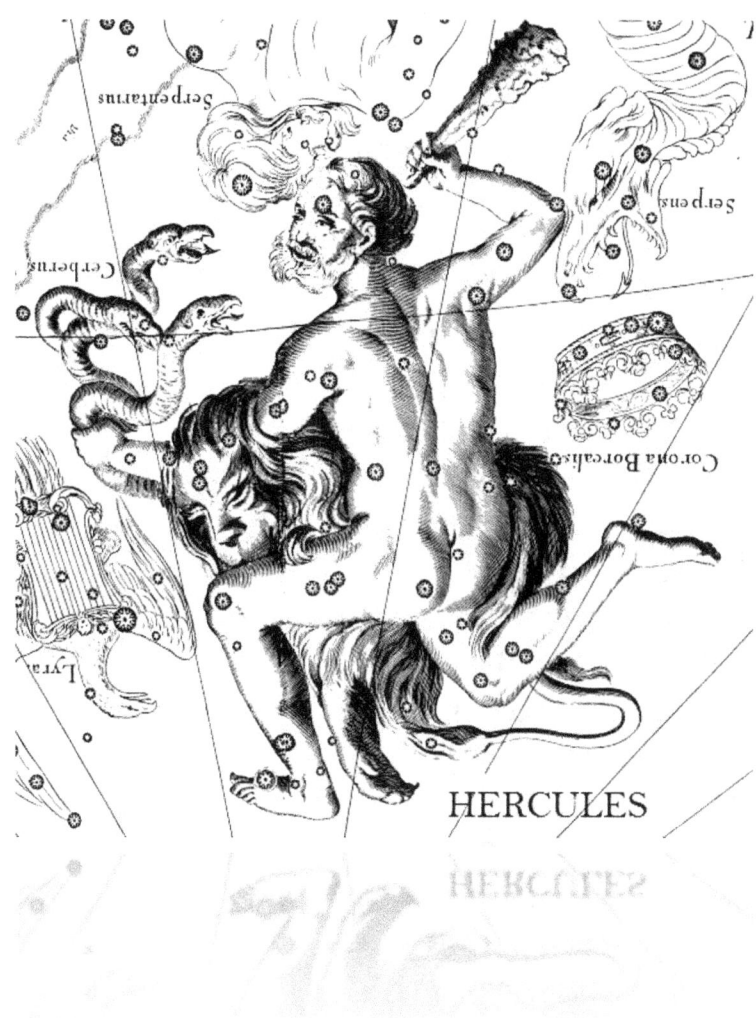

α1 Herkules – Ras Algeti 1 – **54231734981**
α2 Herkules – Ras Algeti 2 – **31481531648**
β Herkules – Korneforos – **69871381954**
γ Herkules – **69219421898**
δ Herkules – Sarin – **51721821968**
ε Herkules – **64217498421**
ζ Herkules – Rutilikus – **31851721964**
η Herkules – **29484121971**
θ Herkules – **39854219481**
ι Herkules – **31854836471**
κ Herkules – Marsik – **19451721974**
λ Herkules – Masim – **14271421891**
μ Herkules – **19561421971**
ν Herkules – **54214831964**
ξ Herkules – **31654121989**
o Herkules – **29849131964**
π Herkules – **89831429871**
ρ Herkules – **19521961971**
σ Herkules – **54261481921**
τ Herkules – **52864121978**
υ Herkules – **36427129851**
φ Herkules – **54832121961**
χ Herkules – **54964729858**
ω Herkules – Kajam – **36854231872**
b Herkules – **67951781949**
c Herkules – **62131854981**
d Herkules – **58964171981**
e Herkules – **52831561971**

f Herkules – **52964954837**
g Herkules – **31251481949**
h Herkules – **84817218941**
i Herkules – **21964821989**
k Herkules – **36484121471**
l Herkules – **19484121974**
n Herkules – **54216421978**
o Herkules – **54279129861**
q Herkules – **36485121971**
r Herkules – **47519869751**
s Herkules – **36485131849**
t Herkules – **54874121968**
u Herkules – **58949121967**
w Herkules – **31485121384**
x Herkules – **64584121978**
y Herkules – **36485121971**
z Herkules – **54874956498**
A Herkules – **84974121918**
2 Herkules – **59864831974**
4 Herkules – **53121621874**
8 Herkules – **53864129878**
9 Herkules – **39651429718**
10 Herkules – **62139421751**
13 Herkules – **36851471981**
14 Herkules – **31649837159**
16 Herkules – **51421721894**
19 Herkules – **53481451961**
25 Herkules – **21854927859**

© Г. П. Грабовой, 2000

31	Herkules –	**62154121728**
32	Herkules –	**62437121849**
33	Herkules –	**31485161724**
34	Herkules –	**35162831724**
36	Herkules –	**49519421978**
38	Herkules –	**62831751941**
39	Herkules –	**31849521956**
41	Herkules –	**36854129871**
42	Herkules –	**31549861551**
48	Herkules –	**31484121949**
49	Herkules –	**64975189948**
50	Herkules –	**63849121758**
51	Herkules –	**49384121974**
52	Herkules –	**61384121968**
53	Herkules –	**42106429871**
54	Herkules –	**31628129878**
56	Herkules –	**64129431981**
57	Herkules –	**38149861721**
60	Herkules –	**31649121874**
61	Herkules –	**61484121931**
63	Herkules –	**54849121845**
70	Herkules –	**54916481921**
73	Herkules –	**31649851729**
74	Herkules –	**36831751961**
78	Herkules –	**39874121975**
79	Herkules –	**14864121731**
83	Herkules –	**41951481971**
84	Herkules –	**54936171849**

87 Herkules – **49236121989**
89 Herkules – **59869179841**
93 Herkules – **54216421979**
95 Herkules – **36954121971**
96 Herkules – **36854971981**
97 Herkules – **62314998979**
98 Herkules – **53121631948**
100 Herkules – **42131851968**
101 Herkules – **31654934836**
102 Herkules – **19454121971**
105 Herkules – **16831481895**
106 Herkules – **31754121898**
108 Herkules – **64128937938**
109 Herkules – **19869131964**
110 Herkules – **59864129878**
111 Herkules – **31489856411**
112 Herkules – **28564831912**
113 Herkules – **54831754989**

Wenn man das Sternbild Herkules betrachtet, kann man auf der Ebene der reflektierten Strukturen seines Bewusstseins sehen, dass euer Bewusstsein Funktionen besitzt, darunter als sekundäre Ebene des Lichts wie auch als primäre. Euer Niveau des Bewusstseins, das von euch durch das Licht ausgestrahlt wird, spiegelt sich in Form eines Elements des Lichts wider, wenn es auf eine Information, zum Beispiel auf das Sternbild Herkules trifft. Und dieses Element des Lichts, es ist schon widergespiegelt, das eine Information des Sternbilds Herkules enthält, ist aber trotzdem seinem Grund nach euer Bewusstsein.

Dieses folgende System des Bewusstseins, das eine Art Erfahrung, eine Information wie von selbst erwirbt und in Wechselwirkung in der Optik mit anderen Systemen steht, bildet eine bestimmte innere Intuition, eine gewisse Intuition der Seele, der Tätigkeit der Seele. Und wenn ihr seht, dass sich eure Seele mit dem Bewusstsein, oder mit einer Tätigkeit im Ergebnis der Gewinnung von Erfahrung überschneidet, dann entsteht ein System der Konzentration der Steuerung, das das persönliche Verhältnis zur Information charakterisiert. Eure Persönlichkeit bildet die Information und beeinflusst sie in auf eine Art. Deshalb hat die Persönlichkeit, die in dieser Richtung weiter entwickelt ist, im System der ewigen Entwicklung mehr Technologien in Richtung der Sicherung des ewigen Lebens für sich und für andere. Sie – diese Persönlichkeit, das heißt, der Mensch kann durch die innere Vereinigung der Tätigkeit der Seele, des Geistes, des Bewusstseins genauer und in kürzerer Zeit die steuernden Systeme in Richtung der Sicherung des ewigen Lebens erreichen, zum Beispiel nur durch das Verständnis des Bewusstseins dafür, wie das Element des Lichtbewusstseins arbeitet. Analog kann das im Verständnis auch wirken, wenn das Element der Seele oder des Geistes wirksam ist. Wenn man die leuchtende optische Tätigkeit der Seele und des Geistes betrachtet, kann man auch eine vereinigte Steuerung schon durch das Bewusstsein erreichen. Und dementsprechend kann man die Steuerung erreichen durch die Geistige Struktur der Information.

Das Sternbild Wasserschlange (HYDRA) – 19431789489

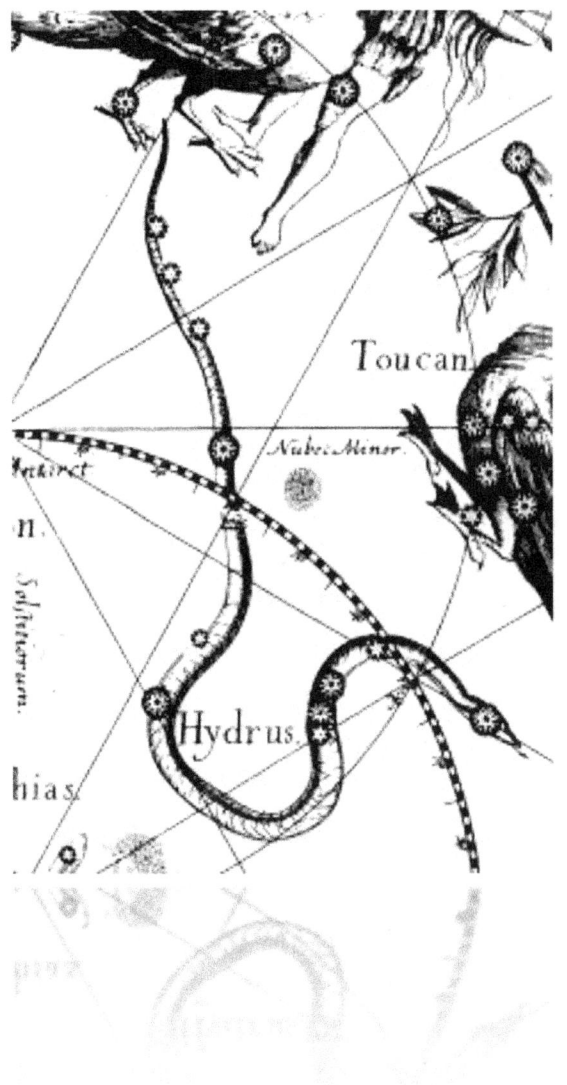

α Wasserschlange – Alphard – **54837129864**
β Wasserschlange – **38459189741**
γ Wasserschlange – Markeb – **59869731984**
δ Wasserschlange – **54967121948**
ε Wasserschlange – **58967129848**
ζ Wasserschlange – **51458431738**
η Wasserschlange – **58149161874**
2 Wasserschlange – **51649789419**
θ Wasserschlange – **84753164891**
ι Wasserschlange – **69754829871**
κ Wasserschlange – **84937921948**
λ Wasserschlange – **46489159726**
μ Wasserschlange – **42139861471**
ν Wasserschlange – **31487149891**
ξ Wasserschlange – **54864197851**
o Wasserschlange – **89449721961**
π Wasserschlange – **64829723849**
ρ Wasserschlange – **14984721849**
σ Wasserschlange – **54964831974**
τ1 Wasserschlange – **85964121978**
τ2 Wasserschlange – **85974964801**
υ1 Wasserschlange – **36854975148**
υ2 Wasserschlange – **36485164871**
φ Wasserschlange – **16849126859**
φ1 Wasserschlange – **54872439861**
φ2 Wasserschlange – **48131649758**
χ1 Wasserschlange – **39861384928**
χ2 Wasserschlange – **59864729851**

© Г. П. Грабовой, 2000

ψ Wasserschlange – **89436879882**

ω Wasserschlange – **69384121971**

a Wasserschlange – **49862851901**

b1 Wasserschlange – **31642128906**

b3 Wasserschlange – **39718421406**

k Wasserschlange – **34985169718**

l Wasserschlange – **46729851949**

m Wasserschlange – **46751849861**

A Wasserschlange – **89843121949**

C Wasserschlange – **59867129451**

D Wasserschlange – **89314985967**

E Wasserschlange – **83142869721**

F Wasserschlange – **53864178858**

G Wasserschlange – **39852142869**

P Wasserschlange – **13869253841**

1 Wasserschlange – **31867121958**

2 Wasserschlange – **36412839758**

3 Wasserschlange – **61938159864**

9 Wasserschlange – **31459879481**

10 Wasserschlange – **62837489468**

14 Wasserschlange – **31851639684**

15 Wasserschlange – **53869159719**

17 Wasserschlange – **89436729859**

19 Wasserschlange – **31487169758**

20 Wasserschlange – **31869759421**

21 Wasserschlange – **36485179634**

23 Wasserschlange – **51864921747**

24 Wasserschlange – **38164121738**

© Г. П. Грабовой, 2000

26 Wasserschlange – **42167845839**
28 Wasserschlange – **31754981637**
29 Wasserschlange – **39868188459**
34 Wasserschlange – **19464879458**
37 Wasserschlange – **81649831974**
44 Wasserschlange – **19751621938**
47 Wasserschlange – **18169551628**
48 Wasserschlange – **49156431721**
50 Wasserschlange – **31485171864**
52 Wasserschlange – **58416971928**
55 Wasserschlange – **31864151971**
56 Wasserschlange – **89537419861**
57 Wasserschlange – **84836121958**
59 Wasserschlange – **64751831694**
60 Wasserschlange – **89754121892**

Wenn ihr ein solches Steuerelement schafft, das eurer Steuerung Widerstand leistet, zum Beispiel aus einer, zwei oder mehr Quellen, dann könnt ihr, wenn ihr das Sternzeichen Wasserschlange betrachtet, eure Steuerung so realisieren: wenn ihr euch vorstellt, dass ihr auf den kosmischen Raum im Sternbild Wasserschlange schaut, das heißt, auf diesen Teil des Himmels, dann führt ihr euch hinaus zu einem Punkt der Steuerung. Gedanklich sucht ihr euch den Punkt, wo ihr euch in diesem Moment befindet, zum Beispiel in einem Zimmer, oder ihr stellt euch gedanklich vor, wo ihr euch befindet und auf das Sternbild schaut.

Hier ist so ein Moment, dass ihr euch vorstellen könnt, dass ihr euch zum Beispiel nachts irgendwo draußen, außerhalb des Hauses befindet und nach oben schaut – das ist die eine Vorstellung. Und die andere Vorstellung – ihr schaut, ausgehend davon dass ihr euch irgendwo in der Wohnung befindet, von eurem realen Körper aus, nicht von dem vorgestellten physischen Körper aus, den ihr schon am Ort im Raum identifiziert. Auf diese Weise ergibt es sich, dass es dazu, um auf das Sternbild zu schauen, um sich vorzustellen, dass ihr schaut, einige Varianten des Zugangs zu dieser Information gibt: unter Berücksichtigung seines Standortes irgendwo, oder aber man kann das ganz einfach so machen – sich vorstellen, dass ihr hinausgeht und schaut, das heißt eine Willenssteuerung machen.

Ausgehend vom Vorhandensein eines Anzeichens von Willen kann man in diesem Fall sehen, das der Willensfaktor eine beliebige Zahl möglicher informativer Angriffe widerspiegelt, die irgendwo bei eurer Steuerung in Richtung ewige Entwicklung hinderlich sind. Wenn man das Willenselement, das die Wahl einer Ebene der Steuerung charakterisiert, exakt zeichnet, kann man immer sehen, dass der Wille auch ein Weg ist. Die Konzentration der Idee, hier einfach der Idee des ewigen Lebens – das ist schon ein Willensfaktor. Wenn ihr euch einfach daran haltet, dann ist der Weg bei euch schon frei. Ihr könnt gehen, und ihr seid unerreichbar für irgendeinen realen, harten Widerstand.

Deshalb ist es in diesem System der Steuerung wichtig, die Struktur der Zielsteuerung beizubehalten, die in Verbindung mit der Ebene des Willens sehr schnell das System der Entwicklung des ewigen Lebens bringt. Ihr könnt zum bestimmten Faktor der heutigen Zeit schon sagen, dass ihr die Technologie des ewigen Lebens besitzt, weil ihr den Systemcharakter des Herangehens und der Steuerung besitzt, und gleichzeitig könnt ihr euch persönlich garantieren, dass ihr in jeder Situation die richtige Entscheidung trefft, unabhängig von irgendwelchen Systemen des Widerstands, die Entscheidung hinsichtlich der Sicherung des ewigen Lebens für sich und für alle.

Das Sternbild Taube (COLUMBA) – 36489531849

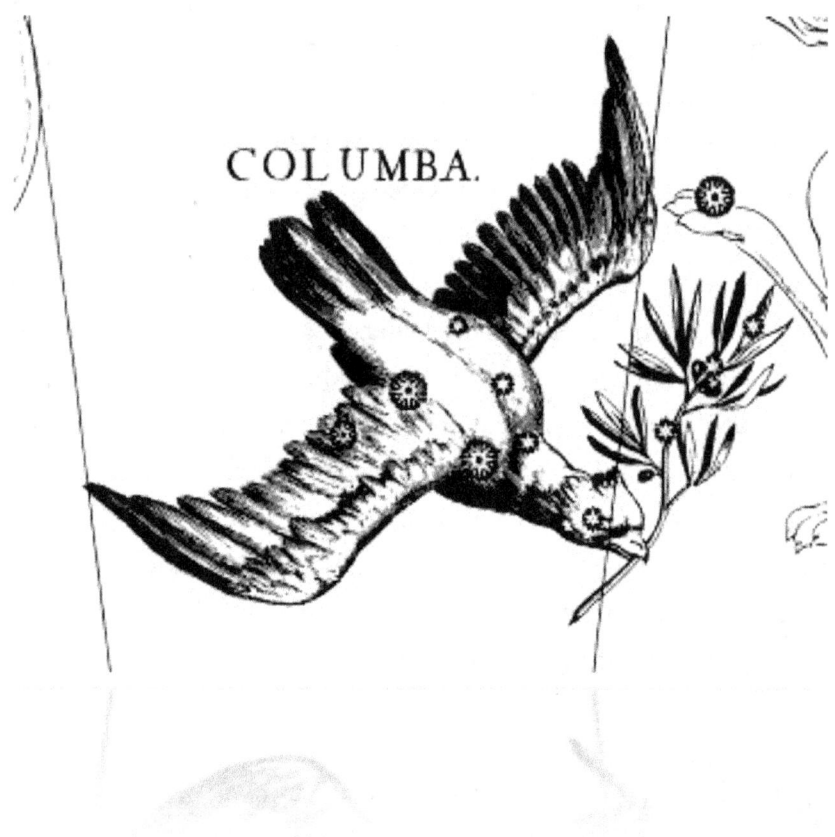

α   Taube – Fakt – **48564729847**
β   Taube – Wasen -**81384974168**
γ   Taube – **31654981975**
δ   Taube – Gushn Al Zaitun – **36958171984**
ε   Taube – **31685429861**
η   Taube – **42154821984**
θ   Taube – Al Kurud – **18564971851**
κ   Taube – Al Kurud – **18560125955**
λ   Taube – Tze – **31854861975**
μ   Taube – **31456189878**
ν1   Taube – **36874129859**
ν2   Taube – **89169721984**
ξ   Taube – **31485161728**
ο   Taube – **89437956841**
π1   Taube – **42867121984**
π2   Taube – **38961729849**
σ   Taube – **45384121645**

Für das Sternbild Taube kann man die Steuerung auch aus der Sicht des Elements des kollektiven Bewusstseins betrachten, das der Taube entspricht, das heißt, dem Symbol des Friedens. Wenn man zum Beispiel das Element der Vegetation betrachtet, das sich im Schnabel der Taube befindet, kann man sehen, dass das kollektive Bewusstsein in einer bestimmten Art auf den äußeren Raum, das äußere Weltall und den kosmischen Raum einwirkt, mit Impulsreaktion in Verbindung mit dem System des kollektiven Bewusstseins. Wenn wir das Element einer solchen Information, wie die schwarzen Löcher im kosmischen Raum betrachten, dann wird sichtbar, dass bei Ausbreitung so einer Information diese Information die der Form der Taube entsprechende Information nicht erreicht.

Das bedeutet, im Bewusstsein kann man einen gewissen Forschungsmechanismus des äußeren Raums feststellen, der nach bestimmten Gesetzen arbeitet. Jeder kann sogar für sich diesen Mechanismus herausschreiben und den ganzen äußeren Raum des Kosmos erforschen, ausgehend vom Vergleich der Elemente des kollektiven Bewusstseins und des äußeren Niveaus des Kosmos. Man kann sehen, dass das kollektive Bewusstsein in einer bestimmten Weise den kosmischen Raum umgestaltet. Dabei kann man den sehr effektiven Verteidigungsmechanismus gegen beliebige Systeme des kosmischen Raums durch die Sättigung des kollektiven Bewusstseins mit bestimmten Formen, Mustern betrachten, die Frieden schaffen, die ewige Entwicklung, das ewige Leben geben.

Das Sternbild Jagdhunde (CANES VENATICI) – 39160400981

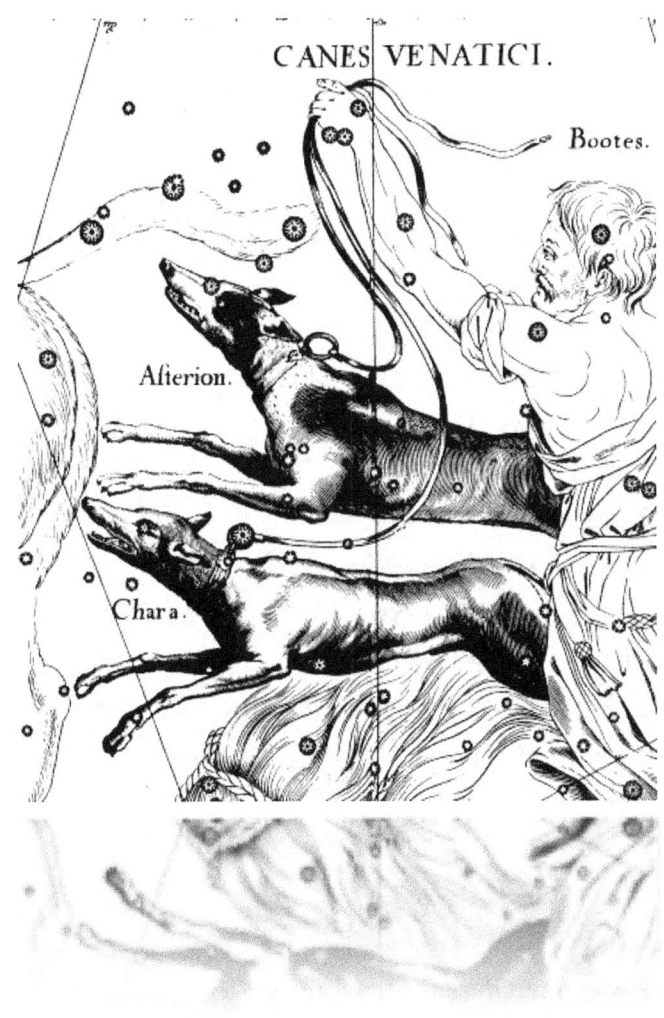

α 1 Jagdhunde – Cor Caroli – **31651421971**

α2 Jagdhunde – Cor Caroli – **36871321949**

β Jagdhunde – Hara – **89436121971**

γ Jagdhunde – La Superbe – **36485139729**

2 Jagdhunde – **31754961971**

3 Jagdhunde – **24864149758**

4 Jagdhunde – **89613485167**

5 Jagdhunde – **34918567148**

6 Jagdhunde – **42101985496**

7 Jagdhunde – **64159431981**

9 Jagdhunde – **53164879184**

10 Jagdhunde – **39864859871**

11 Jagdhunde – **58436199481**

14 Jagdhunde – **41631849871**

15 Jagdhunde – **84964129789**

17 Jagdhunde – **31864859871**

19 Jagdhunde – **31649189458**

20 Jagdhunde – **61354849721**

21 Jagdhunde – **68131453869**

23 Jagdhunde – **14961871943**

24 Jagdhunde – **61354989871**

25 Jagdhunde – **34716418958**

Bei der Arbeit mit der Information des Sternbilds Jagdhunde muss man vor allem das Niveau des Begriffs Geschwindigkeit im kosmischen Raum betrachten. Man muss den Bereich mit einer gewissen Geschwindigkeit betrachten, die etwas Schnelles übertrifft. Wenn es eine Geschwindigkeit gibt, die Bewegung einer Information, die Bewegung des Lichts, –   dann gibt es auch etwas, was das übertrifft. Zum Beispiel kann man annehmen, dass der Hund, der auf der Zeichnung oben ist, den Hund, der weiter unten ist, etwas übertrifft oder umgekehrt. Das heißt, man muss eine Struktur zeigen, die einer Dynamik folgt.

Wenn ihr nach einer sich bewegenden geometrischen Figur die nächste Struktur entdeckt, – dann kann man das abstrakt so übersetzen, dass ihr immer, wenn ihr eine Form seht, die nächste Form erblickt.

Hier kann man übergehen auf die Ebene folgender Überlegung, dass, wenn ihr ein beliebiges Ereignis –eine Form betrachtet, könnt ihr immer die nächste Form finden. Und das ist schon das ewige Leben!

Es genügt, sich einmal wahrzunehmen wie das ewige Leben, und schon ist es tatsächlich fertig. Diese Erkenntnis kann man in sich realisieren bei der Arbeit mit dem Sternbild Jagdhunde aus der Sicht des Erreichens des ewigen Lebens.

Das Sternbild Jungfrau (VIRGO) – 31684959861

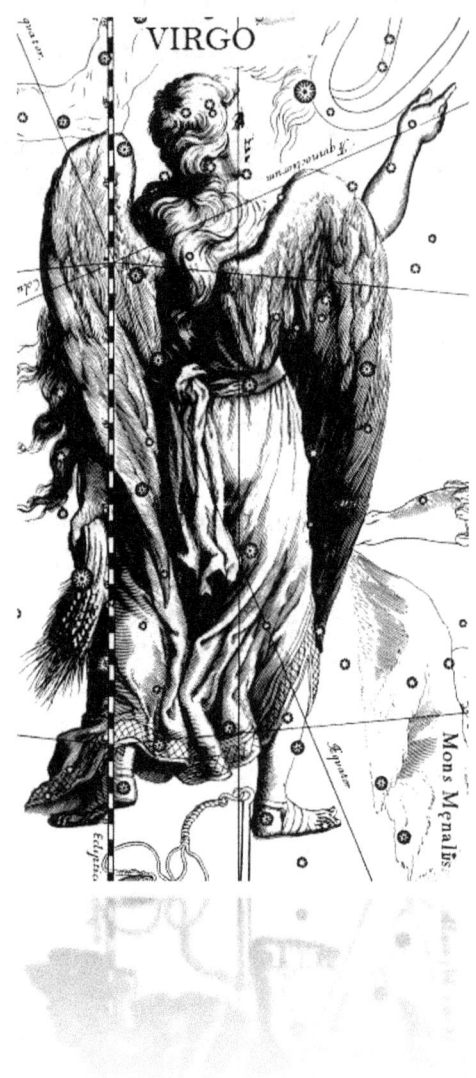

α Jungfrau – Spica – **37489151969**
β Jungfrau – Al Araf – **71384951639**
γ Jungfrau – Porrima – **85614931787**
δ Jungfrau – Auva – **53864158971**
ε Jungfrau – Vindemiatriks – **31754958964**
ζ Jungfrau – Heze – **13858629871**
η Jungfrau – Zaniah – **31864584851**
θ Jungfrau – **85864731961**
ι Jungfrau – Syrma – **85417351968**
κ Jungfrau – **83149159684**
λ Jungfrau – Khambalia – **31654821972**
μ Jungfrau – Rijl al Awwa – **31863121967**
ν Jungfrau – **53158429748**
ξ Jungfrau – **45861758971**
o Jungfrau – **31685431948**
π Jungfrau – **31948581749**
ρ Jungfrau – **49871421981**
σ Jungfrau – **58961721984**
τ Jungfrau – **85436121858**
υ Jungfrau – **36871321949**
φ Jungfrau – **59358121849**
χ Jungfrau – **68974121984**
ψ Jungfrau – **85968121974**
ω Jungfrau – **31754828961**
b Jungfrau – **31654859871**
c Jungfrau – **69431721874**
d1 Jungfrau – **51631854851**
d2 Jungfrau – **69875389871**

© Г. П. Грабовой, 2000

e   Jungfrau – **31654896800**
f   Jungfrau – **54131489561**
g   Jungfrau – **31641859871**
h   Jungfrau – **34854121978**
i   Jungfrau – **53131681901**
k   Jungfrau – **31861436951**
l   Jungfrau – **39481564879**
m   Jungfrau – **34854784894**
o   Jungfrau – **31685136879**
p   Jungfrau – **31481721968**
q   Jungfrau – **31849759617**
y   Jungfrau – **54789531638**
A1 Jungfrau – **39871654971**
A2 Jungfrau – **31854949738**
M   Jungfrau – **69853981961**
10 Jungfrau – **31854871968**
11 Jungfrau – **54316879781**
12 Jungfrau – **53614981958**
13 Jungfrau – **61871421842**
17 Jungfrau – **31651481894**
20 Jungfrau – **64937181841**
27 Jungfrau – **69431721849**
28 Jungfrau – **53864971851**
33 Jungfrau – **31485394861**
34 Jungfrau – **31864728951**
35 Jungfrau – **16974854958**
37 Jungfrau – **13864131649**
38 Jungfrau – **53864971981**

41 Jungfrau – **62834145879**
44 Jungfrau – **85869139758**
46 Jungfrau – **31714958971**
48 Jungfrau – **31485364968**
49 Jungfrau – **31685121801**
50 Jungfrau – **85012645871**
53 Jungfrau – **37849121978**
54 Jungfrau – **59013864978**
55 Jungfrau – **19384121971**
56 Jungfrau – **85901669871**
57 Jungfrau – **38954919489**
61 Jungfrau – **36854989810**
62 Jungfrau – **13850149809**
63 Jungfrau – **01851484971**
64 Jungfrau – **31784561421**
65 Jungfrau – **13849121859**
66 Jungfrau – **31831421871**
69 Jungfrau – **13168739858**
70 Jungfrau – **36917831981**
71 Jungfrau – **38564851894**
72 Jungfrau – **18319429389**
73 Jungfrau – **18014121963**
75 Jungfrau – **89764821973**
77 Jungfrau – **84514921986**
80 Jungfrau – **72834129871**
83 Jungfrau – **31485420968**
84 Jungfrau – **31649721975**
85 Jungfrau – **16849331784**

86 Jungfrau – **31485487414**
87 Jungfrau – **38564120978**
89 Jungfrau – **31648947921**
92 Jungfrau – **31485431431**
94 Jungfrau – **68416788841**
95 Jungfrau – **31873189458**
96 Jungfrau – **85436129871**
104 Jungfrau – **54964874981**
106 Jungfrau – **31631854981**
108 Jungfrau – **13968121981**
109 Jungfrau – **58436121978**
110 Jungfrau – **17849121964**

Im Sternbild Jungfrau muss man das bestimmte Niveau der Steuerung betrachten, das zu den persönlichen Eigenschaften des Menschen gehört. Wenn ihr einen Menschen betrachtet, selbst die Fotografie eines unbekannten Menschen, dann werden ausgehend von der Darstellung die persönlichen Eigenschaften durch ein bestimmtes Niveau wahrgenommen, und ihr könnt eine gewisse Ereigniskonstruktion betrachten, die diesen Menschen betrifft. Durch die Information des Sternbilds Jungfrau kann man sehen, wie die Ereignislinien, die zum menschlichen Körper gehören, auf einer bestimmten Ebene zusammengefügt werden. Dabei ist eine Art spiralförmiges System der Entwicklung der Information – unendlich, selbst im lokalen Segment. Wenn ihr die Information so wahrnehmt, dass ihr, wenn ihr auf einen Teil der Information blickt, die Unendlichkeit seht, das heißt, die Ewigkeit dieser Information selbst mit dem physischen Sehen, beginnt ihr, zu dem Niveau eurer Entwicklung überzugehen, das man zum Beispiel kluges Sehen nennen kann, das heißt, Sehen, in dem Verstand enthalten ist. Das Sehen, das nicht einfach nur etwas wahrnimmt, sonder gleichzeitig auch eine Art Niveau darstellt, ähnlich der Tätigkeit des Gehirns, wenn die gedankliche Verarbeitung dessen, was ihr wahrnehmt, erfolgt, genau in dem Punkt, wo ihr wahrnehmt. Dann ist das schon der stärkste Mechanismus für die Sicherung des ewigen Lebens und der ewigen Entwicklung.

Das Sternbild Delphin (DELPHINUS) – 51381421971

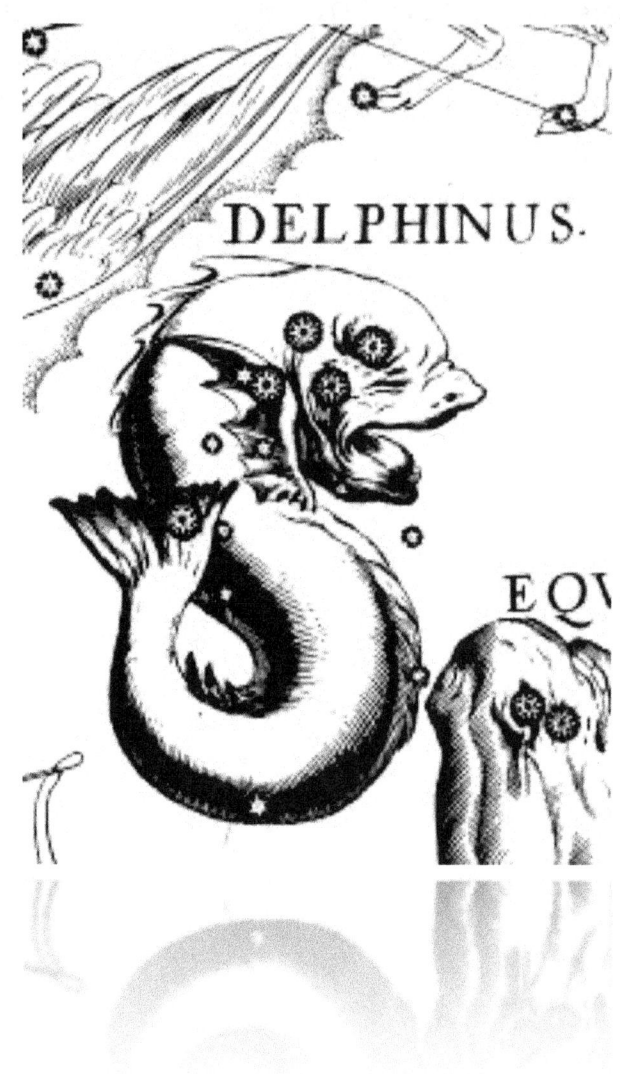

α   Delphin – Sualokin **31651831978**
β   Delphin – Rotan – **34975189497**
γ1 Delphin – **62131854981**
γ2 Delphin – **94873129878**
δ   Delphin – **61531721841**
ε   Delphin – Deneb el Delfin – **31658951671**
ζ   Delphin – **37151861874**
η   Delphin – **58964121978**
θ   Delphin – **52861429871**
ι   Delphin – **59436121758**
κ   Delphin – **19384121964**
ρ   Delphin – **49165171948**
1   Delphin – **31485161781**
10 Delphin – **31454858967**
13 Delphin – **50148121964**
14 Delphin – **50861453971**
15 Delphin – **68431721974**
16 Delphin – **36485171981**
17 Delphin – **14849131985**
18 Delphin – **39864129871**

Wenn man die Information des Sternbilds Delphin betrachtet, kann man jene Phase des kollektiven Bewusstseins betrachten, wo bekannt ist, dass der Delphin hohe intellektuelle Funktionen besitzt. Dabei kann man sehen, dass eine Vereinbarkeit des Verstandes des Menschen und des Verstandes des Delphins besteht, oder irgendeines anderen Wesens auf dem Niveau der unendlichen Entwicklung nach den allgemeinen Zielen der Friedlichkeit und der schöpferischen Arbeit. Ausgehend davon kann man bei der Betrachtung der schöpferischen Fraktion der unendlichen Zukunft gleich die absolute Verbindung der Erkenntnis, des Verständnisses jeglicher Systeme, jeglicher Bewusstseinsformen sehen.

Und noch weiter gehend wird die leuchtende Gestalt eines Menschen, – die Form eines Menschen sichtbar, – der jeden Menschen organisiert. Es gibt eine gewisse gemittelte Information, die jeden Menschen wiederherstellen und ihm das ewige Leben geben kann. Es ist klar, dass das in Verbindung mit der ganzen schöpferischen Information vor sich geht. Beim ewigen Leben muss man sich bemühen, in diesem Sternbild solche Bereiche herauszufinden und von ihnen das Licht wahrzunehmen, das durch die Wechselwirkung mit friedfertigen Systemen den Menschen selbst organisiert. Wenn irgendein System in dieser Richtung nicht entwickelt ist, dann muss man dementsprechend sofort die Steuerung zu seiner zusätzlichen Entwicklung vornehmen.

Das Sternbild Drache (DRACO) – 48906131898

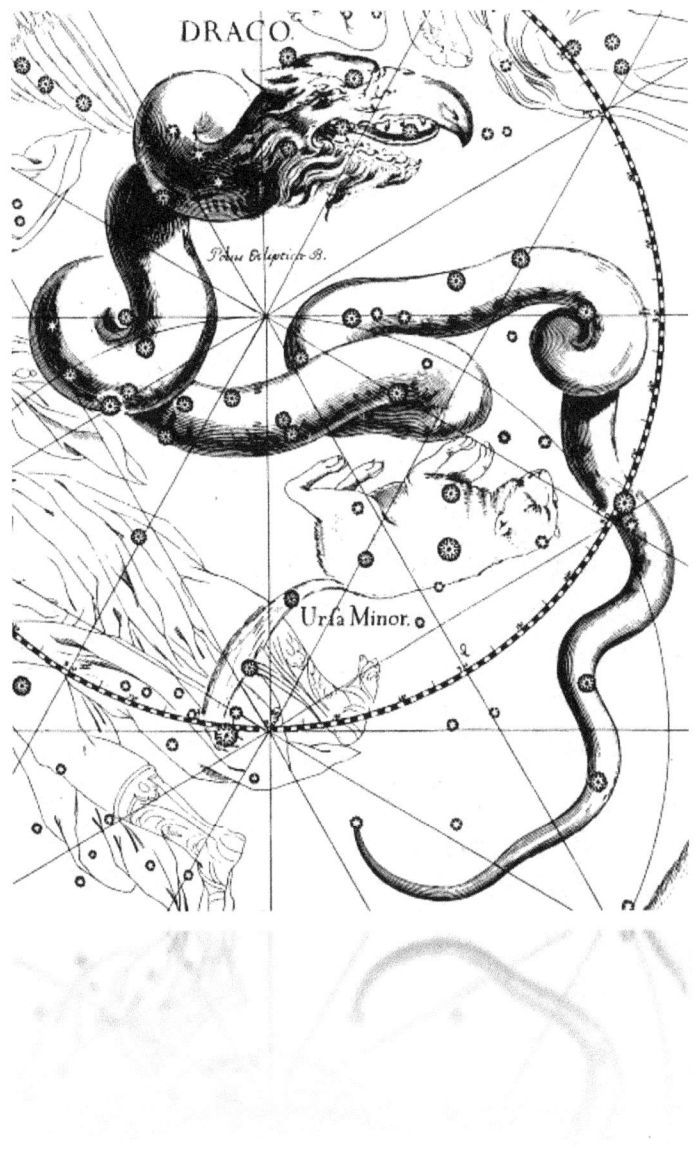

α Drache – Thuban – **31485489917**
β Drache – Rastaban – **78421964817**
γ Drache – Etamin – **24849179861**
δ Drache – Altais – **54964871987**
ε Drache – Til – **45969121978**
ζ Drache – Aldiba – **58964721984**
η Drache – **53619421971**
θ Drache – **71849121749**
ι Drache – Edasich – **59479181975**
κ Drache – **64831751948**
λ Drache – Gianfar – **54964721981**
μ Drache – Arrakis – **53864129874**
ν1 Drache – Kuma – **14854854121**
ν2 Drache – Kuma – **51481394851**
ξ Drache – Grumium – **89431621971**
ο Drache – **64831724836**
π Drache – **31964121841**
ρ Drache – **48516421971**
σ Drache – Alsafi – **54842121961**
τ Drache – **84954121971**
υ Drache – **54831621971**
φ Drache – **54481561978**
χ Drache – **51864121981**
ψ Drache – Dziban – **54964718971**
ω Drache – **31621851900**
b Drache – **54216421978**
c Drache – **84531971846**
d Drache – **53154869871**

e Drache – **31849151964**

i Drache – **31631851989**

f Drache – **69436189871**

g Drache – **31758961971**

h Drache – **74984121989**

A Drache – **59864129871**

2 Drache – **53149869714**

3 Drache – **53184851964**

4 Drache – **16871421958**

6 Drache – **31654121989**

7 Drache – **31348951968**

8 Drache – **39614928164**

9 Drache – **45168421978**

16 Drache – **31485429064**

17 Drache – **14854928964**

20 Drache – **31601851978**

26 Drache – **45137489871**

29 Drache – **31381451738**

30 Drache – **53864189871**

34 Drache – **31878121974**

35 Drache – **69853121978**

36 Drache – **84936871981**

37 Drache – **53864121984**

38 Drache – **36894121871**

40 Drache – **59821479891**

41 Drache – **31658421981**

42 Drache – **36894971851**

48 Drache – **36874121898**

© Г. П. Грабовой, 2000

49 Drache – **36874929871**
50 Drache – **31689121798**
51 Drache – **38164127849**
53 Drache – **19389429879**
54 Drache – **89724129831**
55 Drache – **46189831971**
56 Drache – **51489731962**
59 Drache – **31862489871**
62 Drache – **31854721981**
65 Drache – **31836121978**
66 Drache – **39754839851**
68 Drache – **41959421872**
69 Drache – **61485128958**
70 Drache – **14936854981**
71 Drache – **31864121978**
72 Drache – **18549439871**
73 Drache – **85964121989**
74 Drache – **31754893861**
75 Drache – **17856121985**
76 Drache – **16839421854**

Bei der Steuerung der Information durch das Sternbild Drache kann man sehen, dass sich die Information nach ihrer Struktur aufgliedert in abgehende und im Steuerbereich eintreffende. Wenn man zum Beispiel die Darstellung des Drachen betrachtet, findet eine Bewegung statt, je höher zum Kopf des Drachen hin, desto mehr ist diese Fraktion der Information durch die Möglichkeit in der Steuerung gesättigt, je näher zum Schwanz des Drachen, desto weniger gesättigt. Man kann sehen, dass ein gewisser hierarchischer Aufbau der Information existiert, aber dabei enthält die Information, die in die Unterstruktur eingeht, das heißt, die die steuernde Information ist, Hebel für die Steuerung der Information, von der sie gesteuert wird. In jedem gesteuerten Segment gibt es ein Segment, das ein beliebiges anderes Segment steuert. Das ist das Prinzip der Gleichheit der Steuerung. Die Frage ist nur die, wo und wie findet diese Steuerung statt und wird sie visualisiert, ist sie sichtbar oder nicht.

Ausgehend davon, kann man die inneren tiefen Verbindungen der Steuerung sehen, wo es tatsächlich ein einfach bestimmtes Prinzip der allgemeinen Harmonie gibt und wo die Diskreditierung einer Ebene durch eine andere fehlt.

Wenn man diese Struktur des Weltalls, der ganzen äußeren Welt wahrnimmt, kann man sehen, dass diese Harmonie sehr schön, dynamisch, ist, und dass hier eine Form der Schönheit entsteht, die davon spricht, dass die Schönheit – schon die nächste Ebene ist, die von der physischen Realität als Ebene der Wahrnehmung wahrgenommen wird. Wenn durch die Ebene der Schönheit das System der Steuerung zur Unendlichkeit zu entwickeln ist, wird die Welt durchsichtig, gerade aus der Sicht der Steuerung des durchsichtigen, konstanten, schönen, im bestimmten Sinn absolut Ewigen. Deshalb ist die Schönheit – eine der Ebenen der Realisierung des ewigen Lebens.

Dabei kann man eine solche Ebene in jedem anderen Sternbild bestimmen. So erfolgt die Steuerung über die Strukturen der schönen Bewegung in der Steuerung. Und die schöne Bewegung kann realisiert werden als gerade genaue, schneller das Ziel erreichende.

© Г. П. Грабовой, 2000

Das Sternbild Einhorn (MONOCEROS) – 53964121978

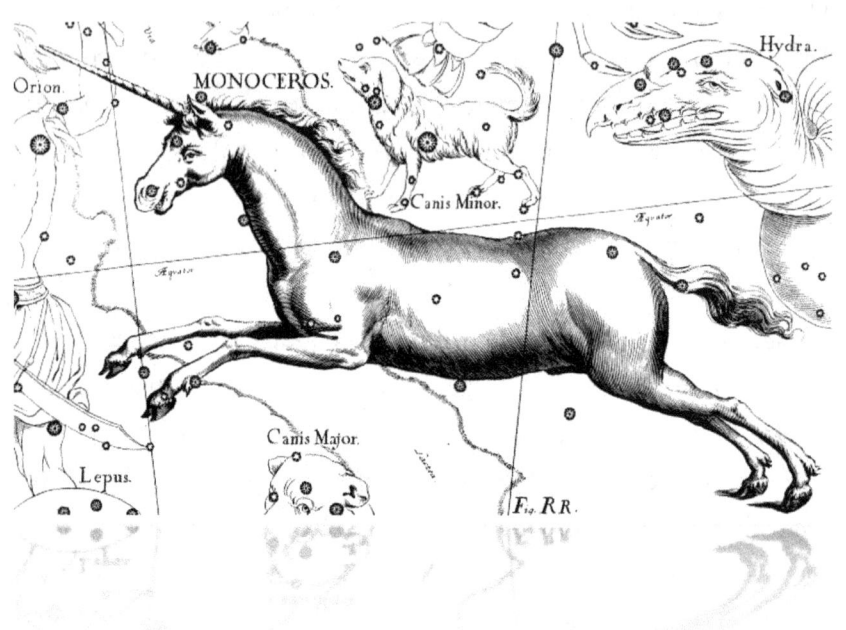

α Einhorn – **54964181971**
β Einhorn – **31969859851**
γ Einhorn – **89464971981**
δ Einhorn – **58969121974**
ε Einhorn – **58427429871**
ζ Einhorn – **21964821706**
1 Einhorn – **54953121984**
2 Einhorn – **36871239874**
3 Einhorn – **89431854967**
6 Einhorn – **39184974981**
7 Einhorn – **39516421981**
9 Einhorn – **53964129871**
10 Einhorn – **75432189854**
12 Einhorn – **59874129864**
13 Einhorn – **54854121968**
14 Einhorn – **31721421878**
15 Einhorn – **31964871981**
16 Einhorn – **53864121971**
17 Einhorn – **54964831978**
18 Einhorn – **36839121974**
19 Einhorn – **69483121989**
20 Einhorn – **63954121979**
21 Einhorn – **31849555506**
24 Einhorn – **31758421964**
25 Einhorn – **58969121738**
27 Einhorn – **38464129759**
28 Einhorn – **31485131489**

© Г. П. Грабовой, 2000

Bei der Betrachtung des Sternbilds Einhorn muss man eine bestimmte Position bei der Wahrnehmung herausarbeiten, die zu einem Element einer bestimmten Reihenfolge in der Steuerung gehört. Ihr wechselt nicht eure Einstellung zu dieser Reihenfolge und erreicht dabei schneller ein Ergebnis.

So ist die Aufgabe der Steuerung unter Nutzung der Information des Sternbilds Einhorn die, dass ihr, wenn ihr zum Beispiel irgendwelche steuernden Systeme in Richtung der ewigen Entwicklung angewandt habt, ihr sie entweder entwickeln könnt oder konsequent eine andere (Steuerung) erlernen, aber wieder eine in die Richtung der ewigen Entwicklung.

Wenn ihr das in einer Anzahl von Fällen, oder im Wesentlichen in allen Fällen tut, dann wird bei euch die Steuerung entsprechend wesentlich beschleunigt. Ihr könnt Ereignisse, die ihr nicht braucht, überholen und sofort die für die ewige Entwicklung und das ewige Leben für euch und für alle anderen notwendigen Fakten erhalten.

Das Sternbild Altar (ARA) – 31853124961

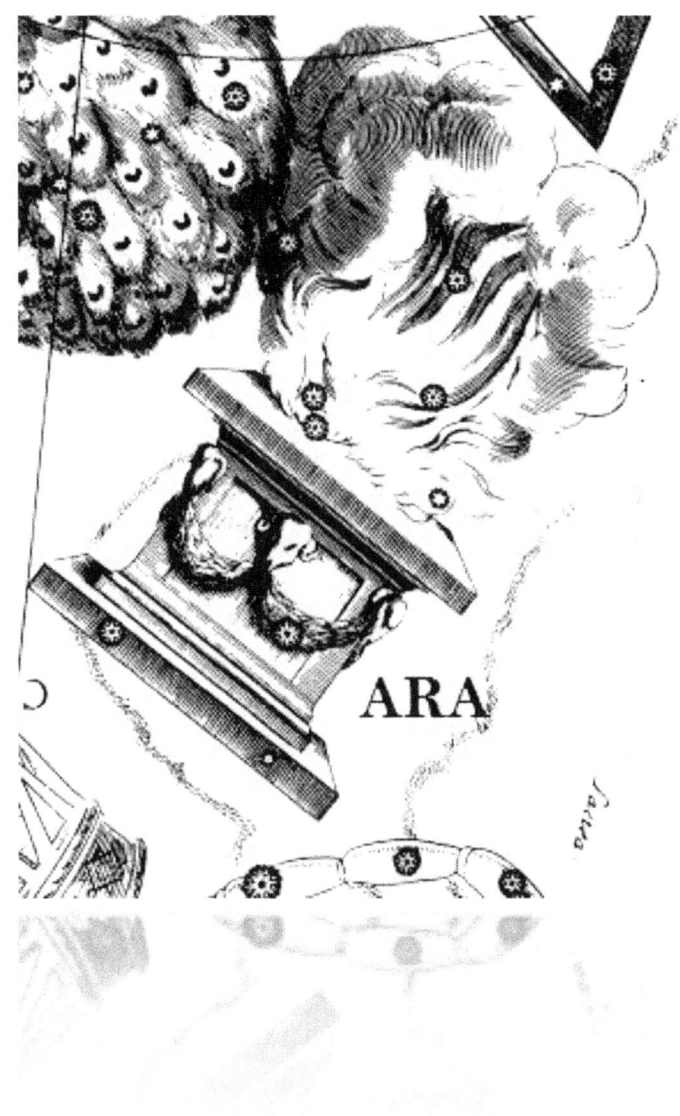

α Altar – **54874121849**
β Altar – **49758900609**
γ Altar – **31853961981**
δ Altar – **49758961978**
ε1 Altar – **19874121849**
ε2 Altar – **39459121974**
ζ Altar – **68437121978**
η Altar – **64953121949**
θ Altar – **38974921724**
ι Altar – **31489121649**
κ Altar – **49514938171**
λ Altar – **38964121938**
μ Altar – **38901721949**
ν1 Altar – **54937954871**
ν2 Altar – **65131854871**
π Altar – **38514971801**
σ Altar – **36458121971**
υ1 Altar – **31485321979**
υ2 Altar – **38614239879**
41 Altar – **53964128971**

Bei der Betrachtung der Ebene der Steuerung durch das Sternbild Altar kann man das Prinzip der Verbreitung einer Information sehen, wenn sich die Information sehr schnell von einem lokalen Ort aus verbreitet und dabei eine Art von Nachrichtenebenen über diese Information zurückfliegt.

Wenn man zum Beispiel betrachtet, wie sich der Wind von einer Stelle aus in verschiedene Richtungen verbreitet, kann man ein bestimmtes Fädchen sehen, die Verbindung zwischen jenem Umfang des Windes, der schon von einer bestimmten Stelle irgendwohin weiter geflogen ist und dabei nur einen Informationsfaden hinterlassen hat, die Informationsverbindung zu ihm. Wenn man berücksichtigt, dass der Wind – die Elemente der Luft sind, die sich dazu auch noch auflösen, dann kann man das innere System der Organisation der Welt sehen, das auf der Ebene der inneren, ziemlich tiefen Verbindungen vor sich geht, dass statt des Ereignisses die Information über das Ereignis bleibt. Und das ist wie eine Art von Fäden, sogar wie manchmal gespannte Saiten, die man sehen kann. Wenn man sie aufmerksam betrachtet, kann man erfahren, was für ein Ereignis hier war. Wenn man eine bestimmte Saite oder ein bestimmtes Fädchen zieht, kann man das Ereignis ändern.

Wenn man dieses Prinzip auf die Zukunft anwendet, auf die künftige Information, kann man sehen, dass man das Ereignis immer schöpferisch machen kann, wenn man sich in der Informationskonstruktion des Ereignisses auskennt, das noch nicht stattgefunden hat, weil das Prinzip der Arbeit mit einem Ereignis der Vergangenheit das gleiche ist, wie das Prinzip der Arbeit mit einem Ereignis der Zukunft. Wenn man gelernt hat, im Prinzip mit einer Information zu arbeiten, kann man sie immer zu einer Sicherung des ewigen Lebens machen, unabhängig davon, welche ferne Zukunft ihr für die Schaffung des ewigen Lebens für euch und eure Umgebung nutzt.

Hier ist noch zu sehen, dass es für die Arbeit aus der Sicht eures Bewusstseins im Prinzip ohne Unterschied ist, für welche Zeit voraus, in die Zukunft, ihr eure Steuerung vornehmt, die euch das ewige Leben sichern soll. Das kann gleich eine Ewigkeit sein, das können Jahrhunderte voraus sein, und so weiter.

© Г. П. Грабовой, 2000

Deshalb spricht dieses einheitliche Prinzip davon, dass ihr die Steuerung seid, nachdem ihr Kenntnisse eines bestimmten Niveaus erhalten habt, das auch die ganze künftige ewige Entwicklung schon jetzt sichert. Und das ist einer der garantierten Faktoren, die beweisen, dass das ewige Leben gerade durch euch erreichbar ist, dass ihr es schon habt, und die Aufgabe – es einfach in der Zeit, der unendlichen Zeit zu verwirklichen.

Das Sternbild Maler (PICTOR) – 391016548141

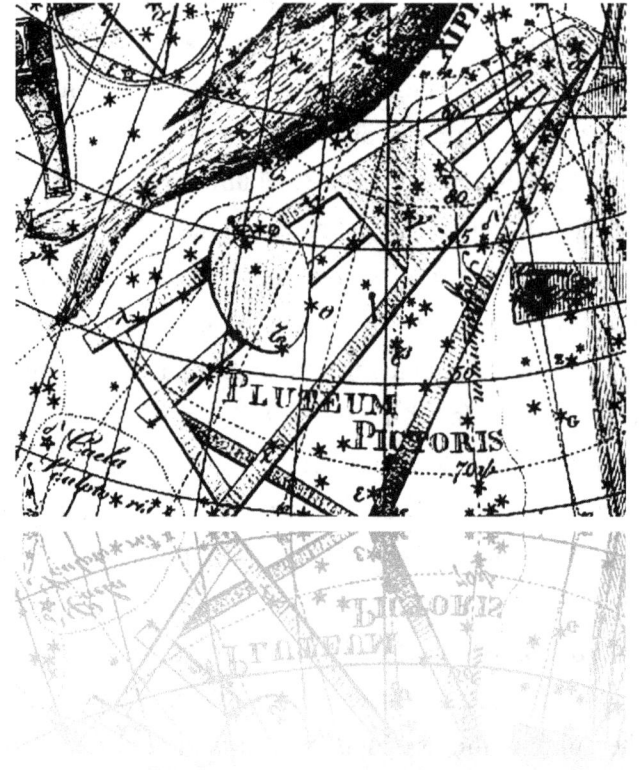

α Maler – **38942154967**
β Maler – **31859721849**
γ Maler – **31974989431**
δ Maler – **59874121984**
ζ Maler – **36989178921**
η1 Maler – **31854739861**
η2 Maler – **49351821349**
θ Maler – **17849121971**
ι Maler – **45319489171**
κ Maler – **14831721985**
λ Maler – **53149821961**
μ Maler – **31485936978**
ν Maler – **18539869751**
61 Maler – **30154821968**

Wenn man den Begriff Maler betrachtet und die Ebene der Information des Malers, der ein Bild malt, kann man eine bestimmte Verbindung zwischen dem Bild und dem, der das gemalt hat sehen, und die ganze äußere Realität. Die Information, die in das Bild gelegt wurde, ist die Realität, die auf dem Plan, zum Beispiel dem physischen, fixiert ist, wenn der Künstler das Bild malt, wenn wir die Struktur dieses Begriffs „Maler" in einem der Bereiche des kollektiven Bewusstseins betrachten.

Aber man kann den Sinn dieser beiden Worte auch bildlich betrachten. Shivo - pisez, das heißt, er malt das Leben. So wie eine bestimmte Struktur der Ewigkeit in den Bildern bekannter Meister ist, so ist auch das Leben ursprünglich ewig. Wenn ihr als Leben wirkt, dann bleibt es auch das Leben. Hier zeigt sich das Prinzip des tätigen Lebens. Es hat viele Geistige, kulturwissenschaftliche Systeme in der Wahrnehmung, im Verstehen, und dabei wird es bestimmt als Mensch zum Beispiel, als Persönlichkeit, die das Leben trägt. Wenn man seinen Zustand so wahrnimmt, oder wenn man sich in so einem Zustand befindet, eine solchen Zustand schafft, habt ihr demnach das ewige Leben in seiner natürlichen Erscheinung.

Wenn es harmonisch ist, weil man zu ihm strebt, erscheint es als euer natürlicher Zustand. Durch das Sternbild Maler könnt ihr diese Praxis des natürlichen Niveaus des ewigen Lebens haben.

Das Sternbild Giraffe (CAMELOPARDALIS) – 38971259874

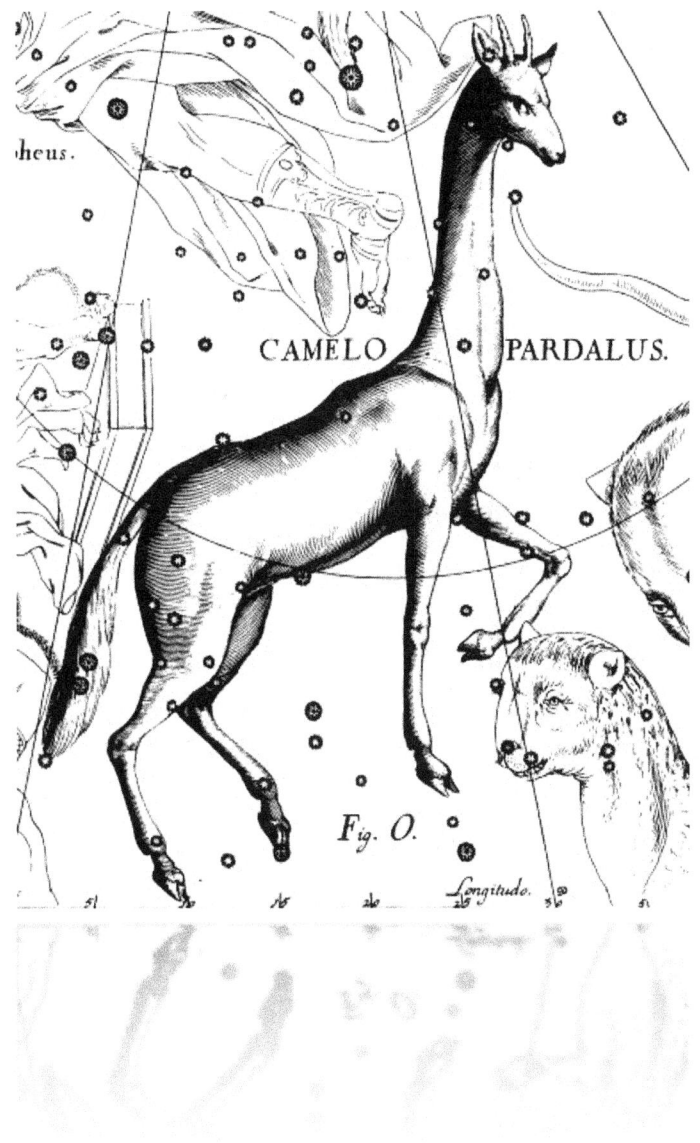

α Giraffe – **31854721849**

β Giraffe – **36871351947**

γ Giraffe – **84131751928**

M Giraffe – **31542121879**

1 Giraffe – **67121851941**

2 Giraffe – **38456129489**

3 Giraffe – **38171427986**

4 Giraffe – **01938561971**

5 Giraffe – **48516931759**

7 Giraffe – **61835481871**

8 Giraffe – **11485301984**

9 Giraffe – **09874121724**

10 Giraffe – **31014951098**

11 Giraffe – **64319014089**

12 Giraffe – **49871381491**

14 Giraffe – **53961481951**

15 Giraffe – **61831721949**

16 Giraffe – **38514921874**

17 Giraffe – **59314821867**

18 Giraffe – **31654121847**

19 Giraffe – **31584849871**

22 Giraffe – **61483151978**

23 Giraffe – **69858121974**

24 Giraffe – **58939749859**

26 Giraffe – **19728429864**

28 Giraffe – **19436129718**

29 Giraffe – **53149861971**

30 Giraffe – **89454816879**

© Г. П. Грабовой, 2000

31 Giraffe – **59314929871**
36 Giraffe – **58931381949**
37 Giraffe – **31684821971**
40 Giraffe – **53169489879**
42 Giraffe – **31658474981**
43 Giraffe – **58936121879**
47 Giraffe – **58949359871**
49 Giraffe – **64819421989**
51 Giraffe – **36849537961**
53 Giraffe – **69589451971**

Bei der Betrachtung des Sternbilds Giraffe kann man auf der Ebene der Wahrnehmung einen gewissen Lakonismus der Informationsverbindungen sehen, eine gewisse Symmetrie, eine Harmonie, die zu den Teilen des Körpers eines Lebewesens gehört. Wenn man auf die Darstellung schaut, die im kollektiven Bewusstsein zum Sternbild Giraffe geschaffen wurde, wird sichtbar, dass die Teile des Körpers so harmonisch in der Form gebaut sind, dass sie sich durch eine gewisse harmonische Dynamik ihrer Lage zueinander selbständig wiederherstellen können.

Wenn man auf ähnliche Weise die Körperform des Menschen durch eine Art Linse der Information des Sternbilds Giraffe betrachtet, kann man sehen, dass sich der Mensch auf der physischen Ebene immer selbständig erschaffen kann, sowohl aus einem beliebigen Molekül, aus einer Zelle, aus Teilen des physischen Körpers, wie auch aus eigenen Gedanken, der Seele, des Bewusstseins, des Geistes und sogar aus der Idee des ewigen Lebens , aus der Information der äußeren Welt.

© Г. П. Грабовой, 2000

Ausgehend davon könnt ihr in einem beliebigen Objekt der Information, ganz gleich in welchem, das sehen, was dieses Objekt zu dem gemacht hat. Wenn hinterfragt wird, warum irgendein Informationsobjekt, irgendein Lebewesen gerade so ist, wie es von euch wahrgenommen wird und wie es ist, dann kann man hier gewisse Antworten in der Struktur eben dieses Objekts finden. Man kann die innere Harmonie sehen, die so eine Realität gebracht und geschaffen hat, dass der Schöpfer, der das Wesen selbst dieser Harmonie und die Realität geschaffen hat, schon die nächsten Systeme bestimmt hat, wenn sich die Realität selbst harmonisch entwickelt, weil sie von Anfang an harmonisch und ewig angelegt worden ist. Wenn man die Welt so wahrnimmt, kann man immer sehen, dass ihr die Steuerung unendlich lange realisieren könnt, ausgehend vom Prinzip der inneren Harmonie eines beliebigen Objekts der Information.

In diesem Fall kann man diese Harmonie in der Ausrichtung auf das ewige Leben und auf die Realisierung des ewigen Lebens sehen.

Das Sternbild Kranich (GRUS) – 59471831984

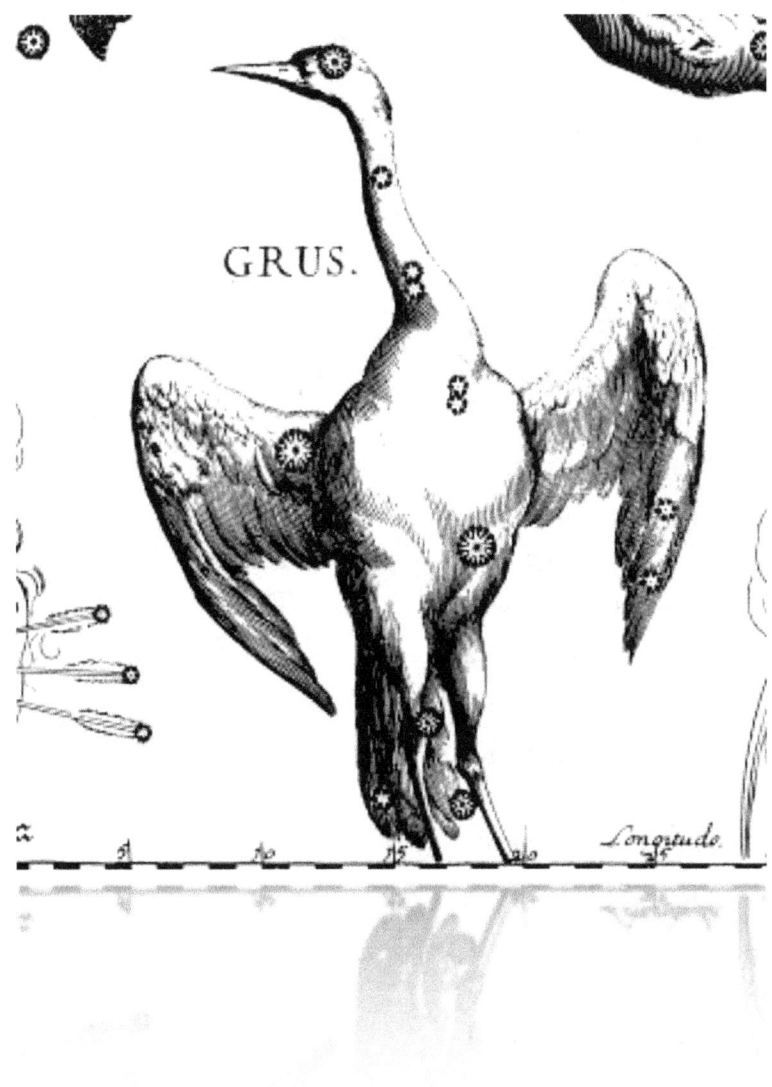

α Kranich – Alnair – **38917149861**

β Kranich – Alfanka – **38647851947**

γ Kranich – Al Danab – **49754831968**

δ1 Kranich – **52132472861**

δ2 Kranich – **31484931749**

ε Kranich – **31489451961**

ζ Kranich – **38965589545**

η Kranich – **58931489471**

θ Kranich – **51831789486**

ι Kranich – **38754169871**

κ Kranich – **38969171849**

λ Kranich – **58969131894**

μ1 Kranich – **85964171849**

μ2 Kranich – **38964151971**

ν Kranich – **59831429867**

ξ Kranich – **53189149864**

ο Kranich – **39854179864**

π1 Kranich – **39872121961**

π2 Kranich – **39872437961**

ρ Kranich – **54961489129**

σ1 Kranich – **51931489162**

σ2 Kranich – **39884185961**

τ1 Kranich – **85139789461**

τ2 Kranich – **59489679861**

τ3 Kranich – **39857849718**

υ Kranich – **38979129481**

φ Kranich – **36989431729**

Wenn ihr die Information des Sternbilds Kranich betrachtet, könnt ihr feststellen, dass, wenn im kollektiven Bewusstsein der Vorgang des Flügelschlags zum Beispiel eine beliebige physische Struktur widerspiegelt, heißt das, der Vogel kann zum Beispiel auffliegen oder sich mit den Flügeln schlagend auf der Stelle befinden, dann kann man hier sehen, dass einige Systeme, meist Lebewesen, ein gewisses Niveau der Informationsübertragung haben, tiefer und statischer, verbreitet für die Ewigkeit, ausgehend von seinem Zustand, nicht von der Bewegung.

Die Fähigkeit, auf der Ebene der Seele den Zustand eines lebenden, überhaupt eines beliebigen Informationsobjekts wahrzunehmen, eines Objekts, zu dem das Niveau statischen Charakters im kollektiven Bewusstsein besteht, ermöglicht es, die Handlungen der Liebe zu betrachten und zu sehen, dass die physischen Körper auf der Ebene der Information aus der Ewigkeit wachsen. Der riesige Bereich der Information – ist wie eine Art Wand der Ewigkeit, und dort findet die Sättigung der Körper mit Ewigkeit statt. Wie wenn die Körper an diese Information grenzen. Wenn man diese Informationswand betrachtet, dann geschieht es, dass tatsächlich die Anwesenheit irgendeiner Information schon die Ewigkeit in der Entwicklung dieses oder jenes Systems bedeutet, dieses oder jenes Objekts oder Lebewesens. Man kann die innere Verbindung sehen, durch die man die Technologie des Aufbaus irgendwelcher Objekte der Information erkennt, darunter auch technischer, ausgehend von der Ewigkeit all dessen, was realisiert werden kann oder schon realisiert ist.

Das Sternbild Hase (LEPUS) – 48971321428

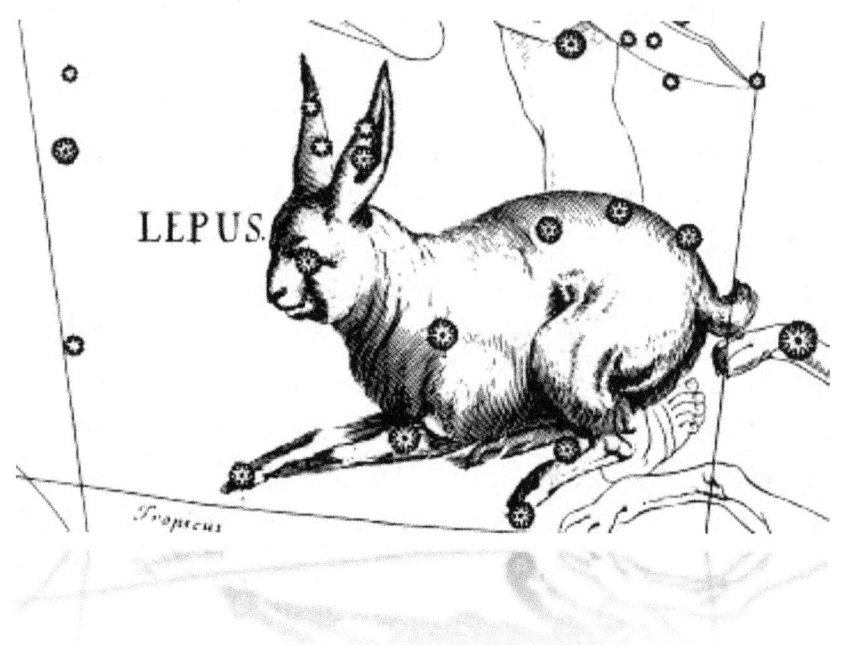

α Hase – Arnebia – **31849171949**

β Hase – Nihal – **24864121971**

γ Hase – **38421651428**

δ Hase – **39872484971**

ε Hase – Sasin – **68937121964**

ζ Hase – **39484121968**

η Hase – **38969721871**

θ Hase – **72831421961**

ι Hase – **62432171968**

κ Hase – **39869421978**

λ Hase – **32149136981**

μ Hase – Neshment – **69437821989**

ν Hase – **36121821969**

1 Hase – **24962823967**

7 Hase – **23849124989**

8 Hase – **21854121648**

10 Hase – **23149821749**

12 Hase – **68131421861**

13 Hase – **38754928964**

17 Hase – **24975131681**

19 Hase – **47128964968**

Wenn man das Sternbild Hase betrachtet, kann man sehen, dass die Ebene der Steuerung, die dem Kopf des Hasen entspricht, so ist, dass, wenn ihr dieses Sternbild betrachtet, das Licht, das von dieser Ebene ausgeht, auf eine bestimmte Weise auf den Körper des Hasen einwirkt.

© Г. П. Грабовой, 2000

Das Licht, das von einer Tätigkeit ausgeht, zum Beispiel einer Tätigkeit des Gehirns, wirkt in einer bestimmten Weise auf die Entwicklung des Körpers. Es ergibt sich, dass das Prinzip der Wirkung des Intellekts auf alles, was die Erscheinung des Intellekts umgibt, Gesetz ist, das es in der ewigen Entwicklung ermöglicht, immer das erforderliche intellektuelle Niveau zu erreichen, das für die Sicherung des ewigen Lebens notwendig ist.

Das Sternbild Schlangenträger (OPHIUCHUS) – 31654984147

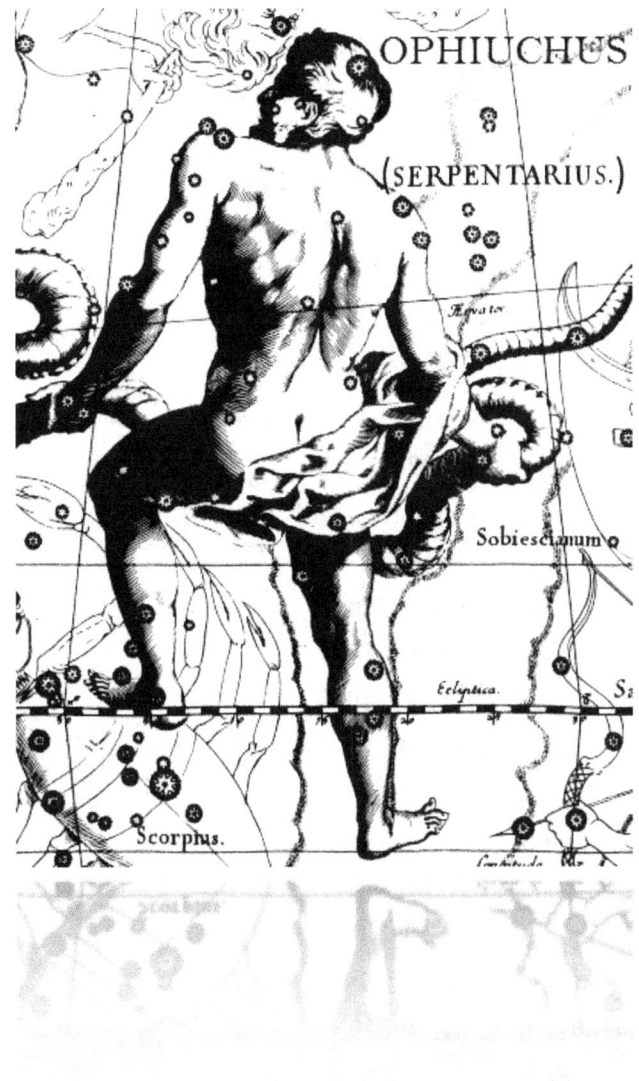

α Schlangenträger – Ras Alhague – **49121851964**
β Schlangenträger – Tselbalray – **39754821968**
γ Schlangenträger – **34854981961**
δ Schlangenträger – Yed Prior – **38964721981**
ε Schlangenträger – Yed Posterior – **31984189849**
ζ Schlangenträger – Han – **64975189489**
η Schlangenträger – Al Subic – **36971851974**
θ Schlangenträger – **38964721894**
ι Schlangenträger – **53864729861**
κ Schlangenträger – **34973854961**
λ Schlangenträger – Marfik – **38964859871**
μ Schlangenträger – **64129431978**
ν Schlangenträger – Sinistra – **31749853961**
ξ Schlangenträger – **49871831961**
ο Schlangenträger – **51964879881**
ρ Schlangenträger – **36491721849**
σ Schlangenträger – **89563121978**
τ Schlangenträger – **34987129864**
υ Schlangenträger – **64978121978**
φ Schlangenträger – **36874921839**
χ Schlangenträger – **39864729871**
ψ Schlangenträger – **36149874981**
ω Schlangenträger – **36984129871**
b Schlangenträger – **36138921961**
c Schlangenträger – **71421728964**
d Schlangenträger – **34971821971**
e Schlangenträger – **36489427467**
f Schlangenträger – **49531748967**

p   Schlangenträger – **36849571964**
A   Schlangenträger A – **38617429871**
A   Schlangenträger B – **39489139767**
A   Schlangenträger C – **36875129861**
12 Schlangenträger – **49731864871**
14 Schlangenträger – **53964854721**
15 Schlangenträger – **31487689149**
16 Schlangenträger – **74136859124**
18 Schlangenträger – **58416437981**
19 Schlangenträger – **34101608949**
20 Schlangenträger – **38416729841**
21 Schlangenträger – **54716839741**
23 Schlangenträger – **84164939758**
24 Schlangenträger – **46184121971**
26 Schlangenträger – **71539754864**
28 Schlangenträger – **51316849317**
29 Schlangenträger – **14864129874**
30 Schlangenträger – **61937481959**
31 Schlangenträger – **61734121984**
37 Schlangenträger – **17485486739**
38 Schlangenträger – **14615874916**
41 Schlangenträger – **49584121964**
43 Schlangenträger – **31854721947**
47 Schlangenträger – **89536871984**
50 Schlangenträger – **53964121989**
52 Schlangenträger – **64974859861**
54 Schlangenträger – **31684921984**
58 Schlangenträger – **38964121724**

61 Schlangenträger – **39485431981**
66 Schlangenträger – **89754921984**
67 Schlangenträger – **31758189487**
68 Schlangenträger – **85314821964**
71 Schlangenträger – **31864921981**
72 Schlangenträger – **53964721984**
73 Schlangenträger – **39484121971**
74 Schlangenträger – **54831638978**

Beim Betrachten des Sternbilds Schlangenträger muss man sich vorstellen, wie ein Mensch eine Schlange annimmt, wenn er sie zum Beispiel in die rechte Hand nimmt. Dieses Gefühl das entsteht, kann zeigen, dass man, wenn man das Bild betrachtet, die Entstehung des Gefühls und den Prozess der Verbreitung des Gefühls über den Körper bestimmen kann.

Man kann sehen, dass das Gefühl, das den Körper bewegt, gleichzeitig auch ein äußerer Faktor der Bewegung ist. In der Praxis handelt der Mensch, der ein bestimmtes Gefühl hat, auch dementsprechend. Hier kann man die innere Struktur sehen, wenn die Information des Gefühls den Menschen quasi überschwemmt, ihn ausrichtet und seinen physischen Körper in diese oder eine andere Richtung bewegt. Es ist wichtig, in diese äußeren Gefühlssysteme, die den Körper erfassen und ihn in diese oder eine andere Richtung bewegen, die Struktur der Ewigkeit einzuführen. Wenn ihr in alles Äußere, was die Bewegung des Körpers bestimmt, die Ewigkeit einführt, wird dementsprechend auch die Bewegung des physischen Körpers ewig sein. Der physische Körper kann sich so durch die Erweiterung seiner Sensibilität verändern und wird jede Information aufnehmen als Sicherung des ewigen Lebens für sich und für alle.

Das Sternbild Schlange (SERPENS) – 21489489174

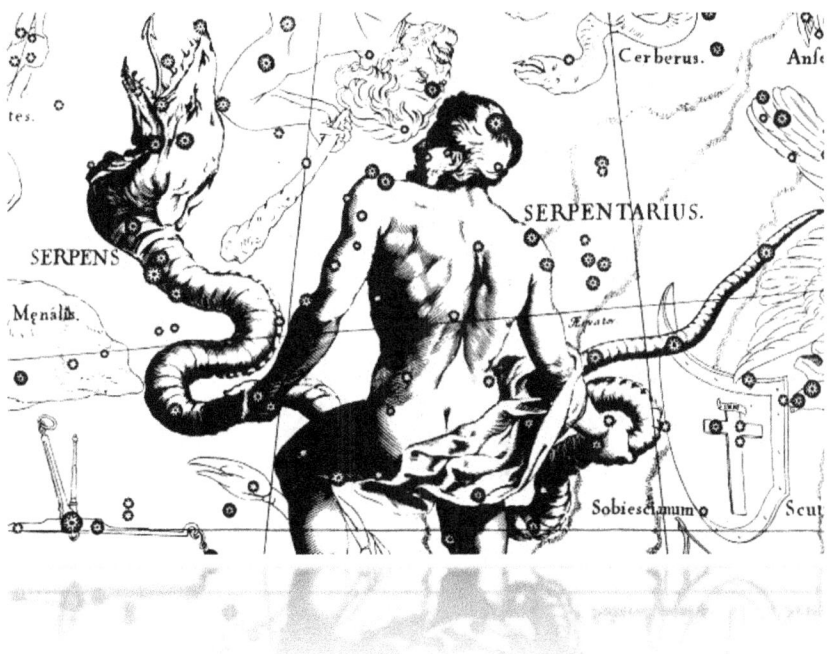

α   Schlange – Unukalhai – **59487131964**
β   Schlange – **29731421864**
γ   Schlange – **31874584961**
δ A Schlange – **38564121978**
δ B Schlange – **64121831748**
ε   Schlange – **47854129864**
ζ   Schlange – **68974121984**
η   Schlange – **69874128901**
θ1 Schlange – Aliya 1 – **31654828961**
θ2 Schlange – Aliya 2 – **49864100189**
κ   Schlange – **69853194861**
μ   Schlange – **31421721861**
ξ   Schlange – **31648921981**
o   Schlange – **31854921964**
π   Schlange – **89564871961**
ρ   Schlange – **29431621871**
τ1 Schlange – **64731854891**
τ2 Schlange – **69873129864**
τ3 Schlange – **89421869471**
τ4 Schlange – **31973851964**
τ5 Schlange – **89631871964**
τ6 Schlange – **89389471945**
τ7 Schlange – **31864721971**
τ8 Schlange – **63984121968**
υ   Schlange – **36854928871**
φ   Schlange – **84938164971**
χ   Schlange – **39169879164**
ψ   Schlange – **68319421971**

ω	Schlange – **36854989871**
b	Schlange – **72849631871**
c	Schlange – **64936821984**
d	Schlange – **31654821968**
e	Schlange – **14984121964**
A1	Schlange – **38484571968**
A2	Schlange – **01412628971**
R	Schlange – **38614801921**
3	Schlange – **44101811864**
4	Schlange – **19873121968**
5	Schlange – **14816421901**
6	Schlange – **36149851971**
7	Schlange – **89431621948**
8	Schlange – **16139854981**
10	Schlange – **16839729848**
14	Schlange – **64058931721**
16	Schlange – **48574989651**
29	Schlange – **31489751968**
39	Schlange – **64754831964**
40	Schlange – **85349721949**
43	Schlange – **47864721984**
45	Schlange – **37854921974**
46	Schlange – **31847528968**
47	Schlange – **31049451864**
61	Schlange – **62384974981**
64	Schlange – **34978551647**

© Г. П. Грабовой, 2000

Weil die Aufgabe des ewigen Lebens und die Realisierung der erforderlichen Aufgaben zur Sicherung des ewigen Lebens – die Steuerung auf der Ebene der physischen Materie ist, weil bei der Steuerung durch die Zahlen der Sterne für das ewige Leben gerade das ewige Leben des physischen Körpers des Menschen erreicht wird, kann man das Prinzip der Erreichung des ewigen Lebens auch durch ein beliebiges anderes Lebewesen, zum Beispiel durch eine Schlange, die ebenfalls in einem physischen Körper ist, betrachten. Dabei gibt es das allgemeine Prinzip des Strebens eines physischen Körpers, eines Informationskörpers eines anderen Lebewesens in die Richtung des physischen Körpers des Menschen. Entsprechend diesem allgemeinen Prinzip, wenn der Bereich der Information, der zum Begriff des Bewusstseins der Schlange gehört, ein solches Maß erreicht hat, dass man dieses Bewusstsein, das die Form des Körpers eine Menschen, oder eine ihm ähnliche Form hat, untersuchen kann, dann entsteht Kontaktfähigkeit in Form von Friedfertigkeit, wenn die Schlange den Menschen nicht bedroht, wenn sie für ihn kein aggressives Wesen ist.

Hier wird das Prinzip realisiert, dass, wenn ihr irgendwelche Objekte der Information betrachtet, seht, dass das Objekt der Information einen inneren Gehalt hat, ein inneres Wesen der Information, das auf eure Ereignisse und auf die Ereignisse anderer einwirkt; so ein Wesen, dass man sehen kann, dass sich die Information in die Gestalt des Menschen oder etwas in der Art der Gestalt eines Menschen entwickelt, dass das aus der Sicht der Erreichung des ewigen Lebens eine richtige, präzise Entwicklung eines Objekts der Information ist. Wenn es von der Gestalt des Menschen abweicht, muss man entsprechend korrigieren, damit die Entwicklung der Information in diese

Form geht. Dann könnt ihr eine Gegenbewegung auf dem Weg der Entwicklung eines beliebigen Elements der Realität in die Richtung der Form eines Menschen machen, und die ganze äußere Welt wird erreichbar für die ewige Entwicklung und das ewige Leben eures physischen Körpers und der physischen Körper aller anderen.

In diesem Fall kann man noch so einen Begriff betrachten wie Weisheit im kollektiven Bewusstsein, wenn die Weisheit selbst als System betrachtet wird, das die folgenden Ereignisse nach den wahrzunehmenden Ereignissen bestimmt. Weisheit – das ist die Möglichkeit der Steuerung jener Ereignisse, die noch nicht eröffnet sind und sicher nicht bestimmt sind. Das ist die Technologie der Formung der Weisheit durch das Sternbild Schlange.

Das Sternbild Schwertfisch (DORADO) – 54931621984

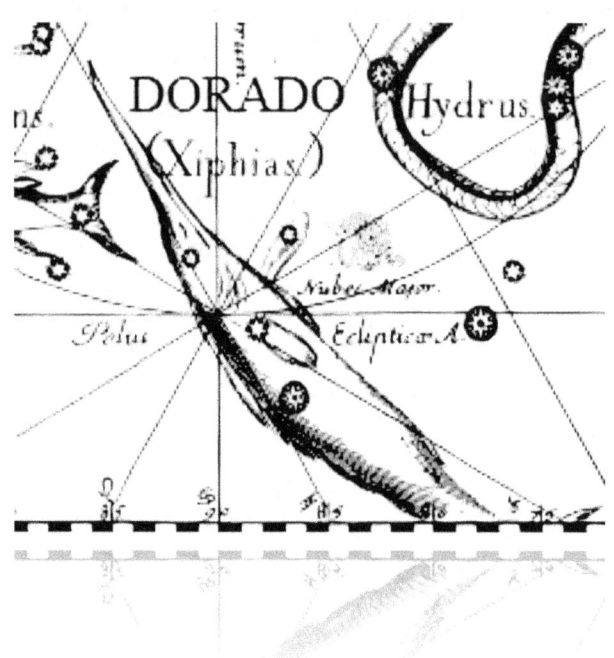

α Schwertfisch – **53964121971**

β Schwertfisch – **29431849871**

γ Schwertfisch – **39451729474**

δ Schwertfisch – **31864871584**

ε Schwertfisch – **38974121948**

ζ Schwertfisch – **64871421894**

η1 Schwertfisch – **54978458967**
η2 Schwertfisch – **39651849871**
θ Schwertfisch – **53978121946**
κ Schwertfisch – **69874921894**
λ Schwertfisch – **39718421849**
ν Schwertfisch – **64727549731**
π1 Schwertfisch – **28464931846**
π2 Schwertfisch – **69318421971**

Wenn man das Sternbild Schwertfisch in seiner Wahrnehmung betrachtet, kann man sehen, dass euer Bewusstsein auf eine bestimmte Weise das Element der Realität im äußeren kosmischen Raum schafft. Hier liegt so ein phänomenologisches System des Bewusstseins, dass, wenn ihr irgendein Objekt betrachtet, ihr es vor allem in eurem Bewusstsein trefft. Damit wird ein bestimmtes Gesetz festgestellt, das darin besteht, dass das Bewusstsein von Anfang an geschaffen wurde, sogar noch vor der Schaffung des Objekts. In das Bewusstsein des Menschen wurde das gelegt, was von Anfang an war, noch vor der Schaffung der ganzen äußeren, sogar der physischen Realität, in der Form, in der diese Realität heute, oder bis zur Entwicklung und Selbstentwicklung der Realität existiert.

Auf diese Weise kann man sehen, dass die ganze äußere Welt die Widerspiegelung der eigenen Struktur des Bewusstseins ist. Alle Objekte der Realität waren schon von Anfang an festgelegt. Und wenn man das auf der Ebene der Seele genauer betrachtet, waren sie von Anfang an steuerbar in die Richtung des ewigen Lebens. Wenn man so eine Art der Wechselwirkung geschaffen hat – Übermittlung der Information von der Seele und höher zur Information, in verschiedene Richtungen, wo die Seele als im physischen Körper des Menschen betrachtet wird, kann man sehen, dass die allgemeine Steuerung, die Steuerung der ganzen Welt auf der Ebene des Systems der Wahrnehmung, auf der Ebene des Bewusstseins, das ist, was schon im Menschen existiert. Man muss nur manchmal daran erinnern, um in diesen Zustand der Steuerung sein Steuerungsniveau einzuführen, und dann ist die Sicherung des ewigen Lebens das immer erreichbare Element, das ganz zu dem gehört, dass ihr die Steuerung in diese Richtung vornehmt.

Das Sternbild Indianer (INDUS) – 36854121849

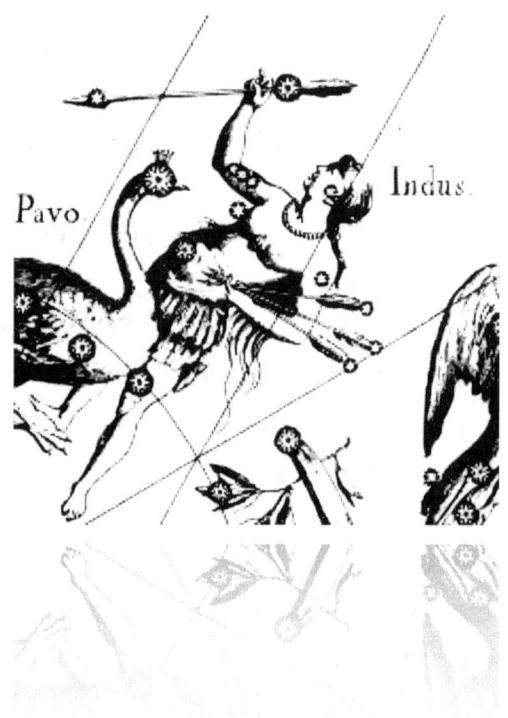

α Indianer – **36754831871**
β Indianer – **34864721901**
γ Indianer – **69354989461**
δ Indianer – **89353961971**
ε Indianer – **69351421978**
ζ Indianer – **59431621978**
η Indianer – **53984621873**
θ Indianer – **64975489461**
ι Indianer – **38564721974**
κ Indianer – **62314721849**
μ Indianer – **31653826974**
ν Indianer – **44169831729**
ο Indianer – **31489421964**
π Indianer – **89574121678**
ρ Indianer – **54831621724**

Bei der Steuerung mit Nutzung der Information des Sternbilds Indianer kann man das Prinzip der Wechselwirkung mit den äußeren Elementen der Realität betrachten, die so oder so das Leben des Menschen bestimmen können. Man kann eine bestimmte Ebene der Information sehen, die den möglichen Ereignissen entspricht, die irgendwie radikal auf den Menschen einwirken können und man kann intuitiv auf der Ebene der Wahrnehmung diese Ebene spüren, als wäre es ein physischer Körper.

Diese Information betrifft den physischen Körper und durch Träume oder irgendwelche Zeichen, irgendwelche Ereignisse, erkennt der Mensch, dass sich irgendetwas zum Beispiel in die Information hinein bewegt. Hier besteht die Aufgabe in jedem Fall darin, auf die Informationsebene der ewigen Entwicklung zu gehen. Durch die Konzentration auf das Sternbild Indianer kann man immer die richtige Information über den Ausweg aus der Situation bekommen, gerade in die Richtung der ewigen Entwicklung, wenn nicht irgendeine Information euch auf ungünstige Weise trifft.

Das Sternbild Cassiopeia (CASSIOPEIA) – 49731621851

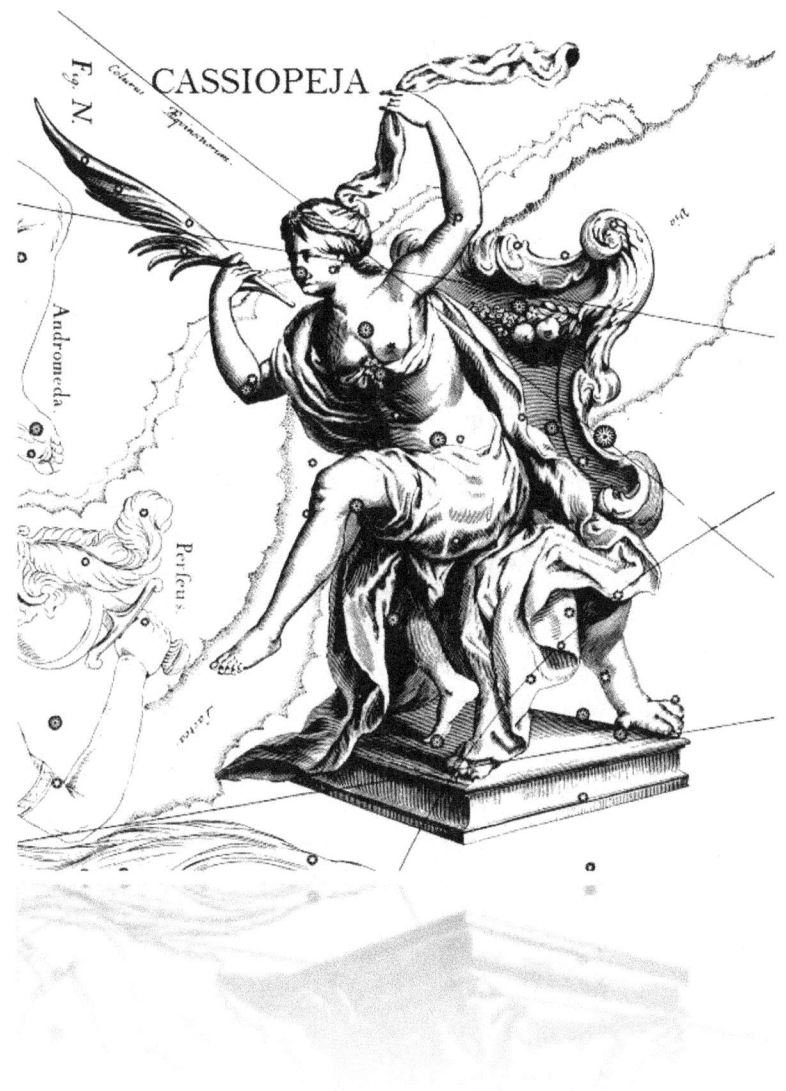

α Cassiopeia – Shedar – **49726421728**
β Cassiopeia – Kaf – **62831421004**
γ Cassiopeia – Tsih – **93164871978**
δ Cassiopeia – Rukbah – **73964121984**
ε Cassiopeia – Seguin – **69384129451**
ζ Cassiopeia – **63854926714**
η Cassiopeia – Ahird – **62831724984**
θ Cassiopeia – Marfik – **83163949873**
ι Cassiopeia – **39864721978**
κ Cassiopeia – **62314921874**
λ Cassiopeia – **89364721894**
μ Cassiopeia – **62149872189**
ν Cassiopeia – **24754621847**
ξ Cassiopeia – **36849859471**
o Cassiopeia – **62314928967**
π Cassiopeia – **89354936178**
ρ Cassiopeia – **62937124984**
σ Cassiopeia – **31464728948**
τ Cassiopeia – **89316749851**
υ1 Cassiopeia – **36849728431**
υ2 Cassiopeia – **49364721947**
φ Cassiopeia – **62314829464**
χ Cassiopeia – **64873121849**
ψ Cassiopeia – **36484121971**
ω Cassiopeia – **23149864174**
A Cassiopeia – **29437824891**
1 Cassiopeia – **31489121841**
2 Cassiopeia – **64124829871**

4   Cassiopeia – **24731426101**
6   Cassiopeia – **49754861871**
9   Cassiopeia – **89436129471**
10 Cassiopeia – **36831421871**
12 Cassiopeia – **31854921971**
13 Cassiopeia – **44854621749**
16 Cassiopeia – **69354989171**
21 Cassiopeia – **31654900906**
23 Cassiopeia – **08649121978**
31 Cassiopeia – **69236893174**
32 Cassiopeia – **89547148961**
35 Cassiopeia – **64836121078**
38 Cassiopeia – **47129649871**
40 Cassiopeia – **61968120848**
42 Cassiopeia – **63149859164**
43 Cassiopeia – **47589489749**
44 Cassiopeia – **61731849871**
47 Cassiopeia – **61354921968**
49 Cassiopeia – **49564189464**
50 Cassiopeia – **62139879871**
51 Cassiopeia – **62314921874**
52 Cassiopeia – **62349751931**
53 Cassiopeia – **61453721874**
54 Cassiopeia – **26489421971**
55 Cassiopeia – **62354989161**

Wenn ihr auf das Sternbild Cassiopeia mit dem physischen Sehen blickt, könnt ihr feststellen, dass von diesem Sternbild – spürbar wie auf physischer Ebene, das heißt, mit den Augen, mit dem Körper, – ein gewisses Licht ausgeht, das ihr als Licht aufnehmt, aber tatsächlich ist das mehr wie ein Element, wie ein Informationsstrom. Auf diese Weise kann man sehen, dass die Information an sich noch kein Licht ist, weil nicht immer das, was wir als Information aufnehmen, als Licht wahrgenommen wird. Aber die Information kann das Licht organisieren, so wie auch das Licht den Begriff der Information organisieren kann.

Auf der Ebene der geometrischen Logik ist das hier ziemlich einfach: Licht ist das eine, die Information über das Licht ist das andere. Und dieses andere – das ist das, was unter anderem auch die Informationsebene ist, die zu euch gehört. Die Umwandlung der Information auf der Ebene des Zustands heißt nicht, sie auf die Ebene des Lichts zu bringen, ermöglicht aber unbedingt das ewige Leben in einem physischen Körper zu organisieren.

Wenn die ganze Informationsebene der ewigen Entwicklung von der Logik her, vom Lakonismus her verständlich ist, dann wird in jedem Fall die allgemeine Wiederbelebung vor sich gehen, weil diese Information, das wurde schon gesagt, bedeutet, dass das geschehen wird.

Alles Schöpferische geschieht, das ist gesagt. Das ist eines der Gesetze der ewigen Entwicklung. Und dieses Gesetz muss man einfach noch erkennen und einführen. Es ist so, dass man bestimmte Gesetze formulieren und einführen kann, die dann die Rolle von Gesetzen für die Welt haben werden. Ein wichtiges Element der Arbeit mit dem Sternbild Cassiopeia durch das Bewusstsein über die Struktur der Seele und des Geistes ist die Schaffung der notwendigen Gesetze für die ewige Entwicklung, für das ewige Leben und ihre Bestätigung und Realisierung.

Das Sternbild Schiffskiel (CARINA) – 54874124969

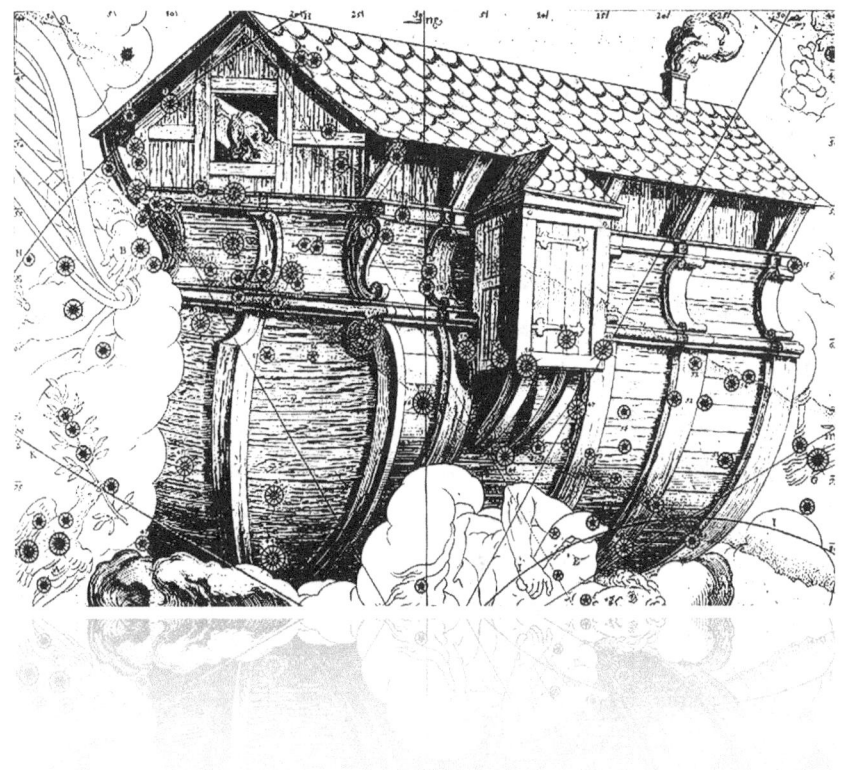

α Schiffskiel – Canopus – **53124854961**

β Schiffskiel – Miaplatsidus – **69353879871**

ε Schiffskiel – Avior – **64719421981**

η Schiffskiel – Eta carinae – **45123149871**

θ Schiffskiel – **36014985361**

ι Schiffskiel – Turays **68412151978**

υ Schiffskiel A – **31864854971**

υ Schiffskiel B – **89431651971**

χ Schiffskiel – **89431759481**

ω Schiffskiel – **36854121971**

a Schiffskiel – **53184921971**

b1 Schiffskiel – **39654849781**

b2 Schiffskiel – **64754821984**

c Schiffskiel – **36871421854**

d Schiffskiel – **36124951981**

e1 Schiffskiel – **64129854128**

e2 Schiffskiel – **64185400108**

f Schiffskiel – **00041683184**

g Schiffskiel – **01004816481**

h Schiffskiel – **31967121849**

Die Reihe h des Schiffskiels kann man als Reihe der Steuerung der Zeit nutzen. Eine aktivere Ebene in dieser Reihe kann man durch die Wahrnehmung der Zahlen der Reihe mit intensiver weißer Ausstrahlung feststellen.

i Schiffskiel – **64973849851**

k Schiffskiel – **64784584871**

m Schiffskiel – **34964121971**

p Schiffskiel – **48574931968**

q Schiffskiel – **31831651971**

Die Reihe q des Schiffskiels kann man als Steuerung der organisierenden Prozesse des Weltalls, der ganzen Welt nutzen.

r   Schiffskiel – **49754831961**

s   Schiffskiel – **49384121971**

t1 Schiffskiel – **54801621949**

t2 Schiffskiel – **64129129871**

u   Schiffskiel – **83164129754**

w   Schiffskiel – **63854721949**

x   Schiffskiel – **83154851961**

y   Schiffskiel – **49571849871**

z1 Schiffskiel – **64121921871**

z2 Schiffskiel – **42864729871**

A   Schiffskiel – **54168931978**

B   Schiffskiel – **63814584971**

C   Schiffskiel – **58974851961**

D   Schiffskiel – **89439129871**

E   Schiffskiel – **59364121879**

G   Schiffskiel – **89364851971**

H   Schiffskiel – **83451849871**

I   Schiffskiel – **53978121964**

K   Schiffskiel – **36874859871**

L   Schiffskiel – **39164859171**

M   Schiffskiel – **01049860841**

© Г. П. Грабовой, 2000

N   Schiffskiel – **90845151871**
O   Schiffskiel – **61354989547**
P   Schiffskiel – **31854121678**
Q   Schiffskiel – **39459789481**

Bei der Betrachtung des Sternbilds Schiffskiel kann man auf der Ebene der Information den Faktor sehen, dass der ganze äußere Raum, der den physischen Körper umgibt, besonders der, der den Körper berührt, selbst wenn das Luft ist oder ihr euch an einen Baum lehnt, oder mit der Hand das Wasser berührt, im Moment des Kontakts beginnt, euren Körper zu schaffen. Alles, was euch umgibt, sogar eure Gedanken, schafft den physischen Körper. Der Übergang von der Erschaffung, von den physischen Objekten zu den Gedanken, in denen bestätigt wird, fixiert wird, dass euer physischer Körper in diesem Moment physisch fühlt und die Struktur ist, die es ermöglicht, zu organisieren, dass euer Gedanke feststellt, dass euer physischer Körper ewig sein wird.

In diesem Fall wirkt das Prinzip der Analogie, das durch den Gedanken erkannt wird.

Das Sternbild Walfisch (CETUS) – 51489161481

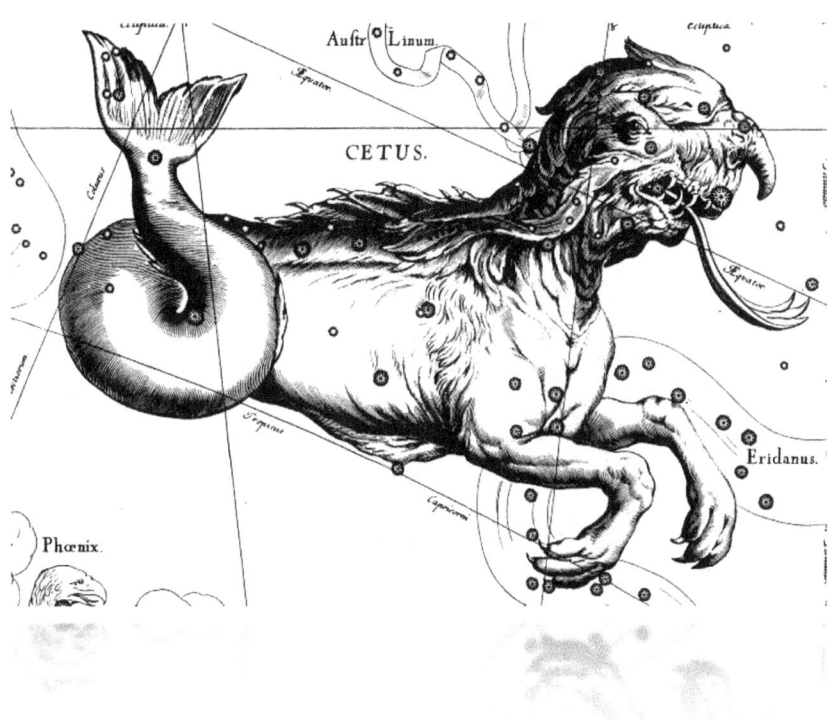

α Walfisch – Menkar – **34974854961**

β Walfisch – Deneb Kaytos – **39487421971**

γ Walfisch – Kaffaldzhidhma **31684121971**

δ Walfisch – **89437121864**

ε Walfisch – **31486401871**

ζ Walfisch – Baten Kaytos – **34874584861**

η Walfisch – **62139421871**

θ Walfisch – **54931621971**

ι Walfisch – Deneb al Chemali – **64753121864**

κ1 Walfisch – **31684851481**

λ Walfisch – **64754856871**

μ Walfisch – **62871381471**

ν Walfisch – **51481351489**

ξ1 Walfisch – **69871321961**

ξ2 Walfisch – **84531589461**

o Walfisch – Mira – **39873159861**

π Walfisch – **89315189461**

ρ Walfisch – **891594331961**

σ Walfisch – **31654989871**

τ Walfisch – **59364859471**

υ Walfisch – **36975151481**

φ1 Walfisch – **53960121962**

φ2 Walfisch – **59454131981**

φ3 Walfisch – **58964721981**

φ4 Walfisch – **36853121871**

χ Walfisch A – **53964721981**

χ Walfisch B – **39658129861**

g Walfisch – **83959421971**

© Г. П. Грабовой, 2000

1 Walfisch – **36121851871**
2 Walfisch – **63851421871**
3 Walfisch – **49754984961**
6 Walfisch – **89531491481**
7 Walfisch – **93589561731**
9 Walfisch – **51969871981**
10 Walfisch – **31960121964**
11 Walfisch – **21564915481**
12 Walfisch – **31459861978**
13 Walfisch – **36954221874**
14 Walfisch – **59436121981**
15 Walfisch – **39659871964**
18 Walfisch – **20164851978**
20 Walfisch – **63954831979**
21 Walfisch – **38569421749**
25 Walfisch – **21961721841**
26 Walfisch – **31654821978**
27 Walfisch – **36454121874**
28 Walfisch – **62837124971**
29 Walfisch – **39869159748**
30 Walfisch – **53964129971**
32 Walfisch – **62459121864**
33 Walfisch – **50160429189**
34 Walfisch – **31064854041**
35 Walfisch – **21749851721**
36 Walfisch – **24354821064**
37 Walfisch – **01427549861**
38 Walfisch – **30154920648**

39 Walfisch – **31064124981**
40 Walfisch – **58969124978**
41 Walfisch – **21469729854**
42 Walfisch – **31485451961**
43 Walfisch – **54964121981**
44 Walfisch – **31654881971**
46 Walfisch – **69354854971**
47 Walfisch – **84906129871**
48 Walfisch – **36874121854**
49 Walfisch – **69354121849**
50 Walfisch – **91471854961**
57 Walfisch – **36481421871**
58 Walfisch – **63854121971**
61 Walfisch – **31480169408**
62 Walfisch – **34854964781**
63 Walfisch – **84754861971**
64 Walfisch – **45381431968**
66 Walfisch – **31854121978**
67 Walfisch – **31854721874**
70 Walfisch – **31861739868**
71 Walfisch – **01407481968**
75 Walfisch – **63874121858**
77 Walfisch – **31606121989**
79 Walfisch – **48974121968**
80 Walfisch – **31060451989**
81 Walfisch – **09431654891**
84 Walfisch – **53864121871**
93 Walfisch – **01485451874**

94 Walfisch – **83138654974**

95 Walfisch – **63854973871**

Bei der Anwendung der Steuerung des Sternbilds Walfisch kann man sehen, dass die Umwandlung aus dem Leben, das sich im Wasser befindet, in das Leben, das sich außerhalb des Wassers befindet, eine Handlung des kollektiven Bewusstseins ist, wo verschiedene Formen des Lebens vereinigt sind, sowohl die, die im Wasser sind, wie auch die, die nicht im Wasser sind.

Zwischen diesen Formen der Lebewesen gibt es eine bestimmte Verbindung auf der Ebene des kollektiven Bewusstseins. Es ist klar, dass die Phase des kollektiven Bewusstseins, die die Lebewesen feststellt, die sich im Wasser befinden, besser kontrollierbar ist als die Phase, die die Lebewesen feststellt, die sich außerhalb des Wassers befinden.

Durch mehrfaches Überlegen kann man ein Gesetz der Entwicklung finden, wenn das Niveau, das sich außerhalb des Wassers befindet, das Niveau erreichen kann, das sich noch höher befindet, in anderen kosmischen Räumen, die Leben entwickeln. Wenn es das Leben als Form des Raums gibt, dann kann sich auch der Raum nach der Information des Lebens entwickeln. Das Niveau der Bewusstseinsentwicklung bei Lebewesen im Wasser kann entwickelt sein bis zur freieren Bewegung entsprechend dem Prinzip der Gleichheit der Informationen bis zum Niveau der freien Bewegung der Lebewesen, die sich außerhalb des Wassers befinden.

Wenn man der weiteren Logik so einer Untersuchung dieses Sternbilds durch das Bewusstsein folgt, dann kann im Wasser so viel Leben entwickelt sein, wie auch außerhalb des Wassers. Deshalb, wenn ihr durch das Bewusstsein kosmische Räume untersucht, könnt ihr sehen, dass in den Räumen, wo Wasser ist, das heißt, eine flüssige Umwelt, durchaus Leben sein kann. In diesem Fall, wenn man den Stern 70 des Sternbilds Walfisch betrachtet, kann man sehen, dass es dort Formen des Lebens gibt, die dadurch charakterisiert sind, dass die äußere Substanz, die flüssig ist, auch eine Form des Lebens ist für die, die sich in dieser Substanz befinden. Bei einem Blick aus einer anderen Perspektive erfolgt eine Verbindung der Information, es ergibt sich, dass diese äußere Nichtunterscheidbarkeit der Information, wenn sich Lebewesen wie in Wechselwirkung mit einer flüssigen Struktur befinden, die ebenfalls ein Lebewesen ist, dazu führte, dass die Form der Entwicklung der Zivilisation so ist, dass sich beliebige entwickelte Formen bilden, die sich aber so entwickeln können, dass sie keine Information in den äußeren Raum ausstrahlen. Deshalb gibt ein großer Teil des äußeren Raums keine Anzeichen von Leben, obwohl an vielen Stellen Leben ist.

Um das zu erkennen, muss man dementsprechend auf der Ebene der Teleskope zusätzliche Funktionen anwenden: computergerechte Bearbeitung des Lichts mit Mikropozessorerfassung der Information, die von dem Licht kommt, schon dann wird die Ausfilterung von Formen des Lebens schon genauer. Die Aufgabe des Herausfindens von verschiedenen Formen des Lebens – das ist eine der Aufgaben der Entwicklung der Menschheit und überhaupt jeder beliebigen Zivilisation, weil das Kennen der Formen und ihrer Entwicklung die schnellere Erfüllung der Aufgaben der Entwicklung des ewigen Lebens im ganzen kosmischen Raum ermöglicht.

Die dem Menschen identische Form des Lebens, die es im Bereich des Polarsterns gibt, das sind die gleichen Menschen wie auf der Erde, haben aber die Gesetze des ewigen Lebens angenommen und das Leben im Bereich des Sternbilds Großer Bär verbreitet, das erlaubt, sich bei Konzentration auf die Zahlen des Sternbilds Großer Bär die Gesetze des ewigen Lebens des Menschen anzueignen.

Für die Realisierung des Ziels der Steuerung zur Erreichung des ewigen Lebens durch alle lebenden Organismen kann man die Konzentration auf die Zahlenreihe, die dem Sternbild Großer Bär entspricht, und auf die ersten fünf Zahlenreihen des Sternbilds Walfisch, die die Zahlenreihe Des Großen Bären fortsetzt, anwenden: **2173196481851489.**

Dieses Prinzip der Fortsetzung einer Reihe durch eine andere kann man bei Konzentrationen anwenden, wenn ihr die Charakteristika der Steuerung verschiedener Sterne oder Sternbilder verbinden wollt.

Das Sternbild Steinbock (CAPRICORNUS) – 31849171964

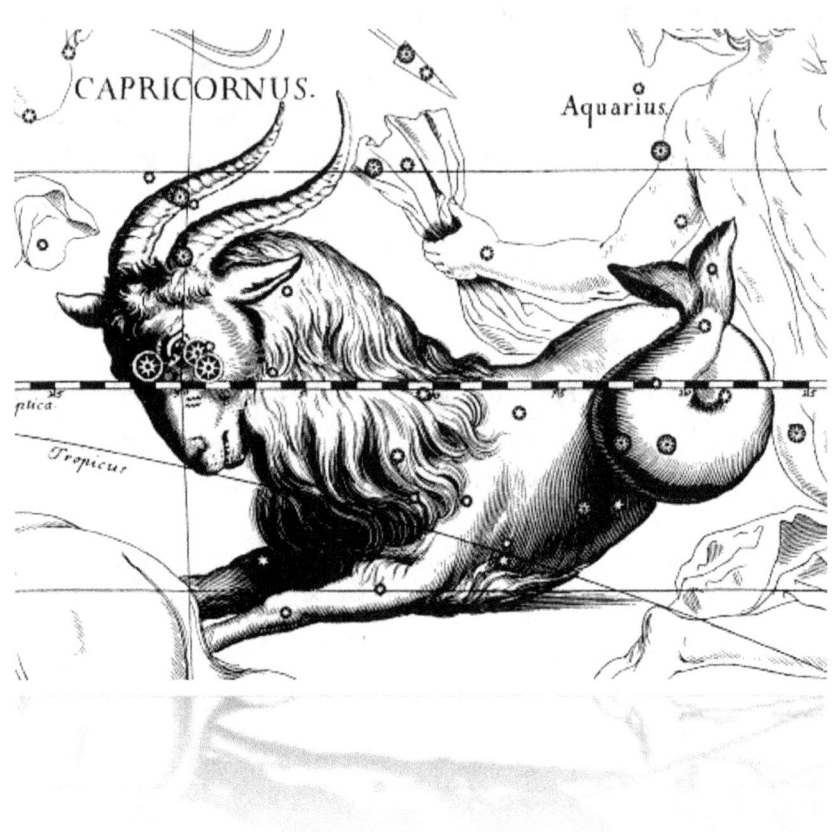

α1 Steinbock – Giedi Prima – **54873121964**
α2 Steinbock – Giedi Secunda – **58967121849**
β Steinbock – Dabig . **23486171939**
β2 Steinbock – **34967829864**
γ Steinbock – Nashiri **31864729854**
δ Steinbock – Sheddi – **39486721879**
ε Steinbock – Castros – **64973121878**
ζ Steinbock – **48564971981**
η Steinbock – Armus – **53964721847**
θ Steinbock – Dorsum – **69874129439**
ι Steinbock – **54712464859**
κ Steinbock – **34864721849**
λ Steinbock – **89458964717**
μ Steinbock – **39874821964**
ν Steinbock – Alshat – **59487121648**
ξ1 Steinbock – **54864121647**
ξ2 Steinbock – **49874801649**
ο Steinbock – **39859161971**
π Steinbock – Okular – **49854321648**
ρ Steinbock – Bos – **52864171848**
σ Steinbock – **85436121874**
τ Steinbock – **38689564871**
τ1 Steinbock – **52836874821**
υ Steinbock – **34856121974**
φ Steinbock – **53968179864**
χ Steinbock – **64971858131**
ψ Steinbock – **31462854961**
ω Steinbock – **39485464721**

© Г. П. Грабовой, 2000

b   Steinbock – **34964184978**
c   Steinbock – **49654821964**
A   Steinbock – **89431654878**
3   Steinbock – **64971568974**
4   Steinbock – **21968129874**
17   Steinbock – **29384149861**
19   Steinbock – **29436129879**
20   Steinbock – **34961871848**
21   Steinbock – **49385126871**
26   Steinbock – **39459729489**
27   Steinbock – **34874121968**
29   Steinbock – **34189000648**
30   Steinbock – **31860108948**
31   Steinbock – **54948729906**
33   Steinbock – **31054689874**
35   Steinbock – **34680630974**
37   Steinbock – **16480401649**
38   Steinbock – **31964121871**
41   Steinbock – **23964821871**
42   Steinbock – **39451721864**
44   Steinbock – **39654821967**
45   Steinbock – **21384951971**
47   Steinbock – **24968428978**
50   Steinbock – **39654829871**

Bei der Arbeit in Richtung der Sicherung des ewigen Lebens für sich und für alle anderen unter Verwendung des Sternbilds Steinbock kann man sehen, dass durch den Stern 35 des Sternbilds Steinbock eine Verbindungslinie zwischen der materiellen Ebene der Realisierung des Bewusstseins und der Ebene, die vor der materiellen Ebene erscheint, verläuft. Man kann sehen, dass die Funktionen einiger Sterne, wie der Elemente der Organisation der ganzen Welt dadurch bestimmt sind, dass durch sie die konkreten Linien der Information, man kann auch sagen, die Kanäle mit einer bestimmten Ebene der Information verlaufen, die sogar visualisiert werden und die das darstellen, was wir als Telepathie wahrnehmen, als Form des Denkens.

So kann man den Schluss ziehen, dass im Weltall solche Formen der Materie existieren, die für uns wie ein Gedanke sind, die aber in großer Entfernung die Struktur dessen besitzen, was unser Gedanke besitzt, das sind die Elemente der physischen Realität. Und so kann man sagen, dass der Gedanke an einem bestimmten Punkt des Raums vergegenständlicht wurde.

Folglich, wenn man den Gedanken nach den Gesetzen der Entwicklung dieses Raums weiterführt, zum Beispiel in die Richtung der Auferweckung, dann kann ein Mensch natürlich einen anderen wieder beleben, weil er einfach seinen Gedanken vergegenständlicht und weil er die Struktur des äußeren Raums erkannt hat, so kann er den Tod aus seiner Geschichte und der anderer Menschen vollkommen ausschließen. Das ist das ewige Leben, das auf der Grundlage des Denkens aufgebaut ist – das, was immer mit dem Menschen ist.

Das Sternbild Kompass (PYXIS) – 32417821961

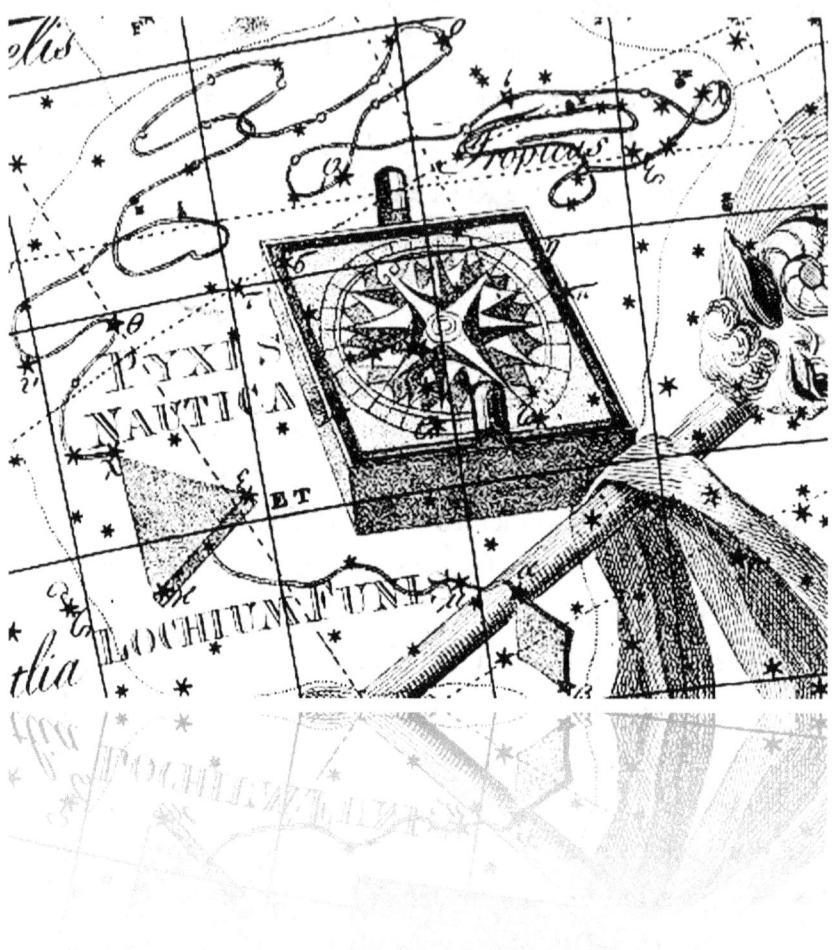

α Kompass – Al simut – **31864970801**
β Kompass – **49873121868**
γ Kompass – **31473854891**
δ Kompass – **39464281961**
ε Kompass – **23874129861**
ζ Kompass – **39489151964**
η Kompass – **54964851971**
θ Kompass – **39654821978**
κ Kompass – **31483151961**
λ Kompass – **39871429854**

Wenn man das Sternbild Kompass als System der Orientierung in der Struktur der Entwicklung eures Denkens in Bezug auf den kosmischen Raum betrachtet, kann man sehen, dass ein bestimmtes Gesetz existiert, dass man, wenn wir das Denken zum Beispiel durch das Sternbild Kompass entwickeln, eine bestimmte Ausrichtung eures Denkens im Raum mit dem Ziel seiner Erkenntnis für die Sicherung des ewigen Lebens sehen kann. Hier kann man so ein Prinzip erkennen, dass man, wenn man durch das Sternbild Kompass arbeitet, die konkrete Linie der Erreichung des ewigen Lebens und der Sicherung des durch die bestimmte Orientierung, die Linie des Wissens, des schon vorhandenen ewigen Lebens – sehen kann, wohin es geht. Oft ist das Wissen, wohin es geht, in der Steuerung, ausschlaggebend bei der Sicherung der Garantien für die Richtigkeit der Bewegungen und der Erreichung des Ziels.

© Г. П. Грабовой, 2000

Das Sternbild Hinterdeck (PUPPIS) – 44854961978

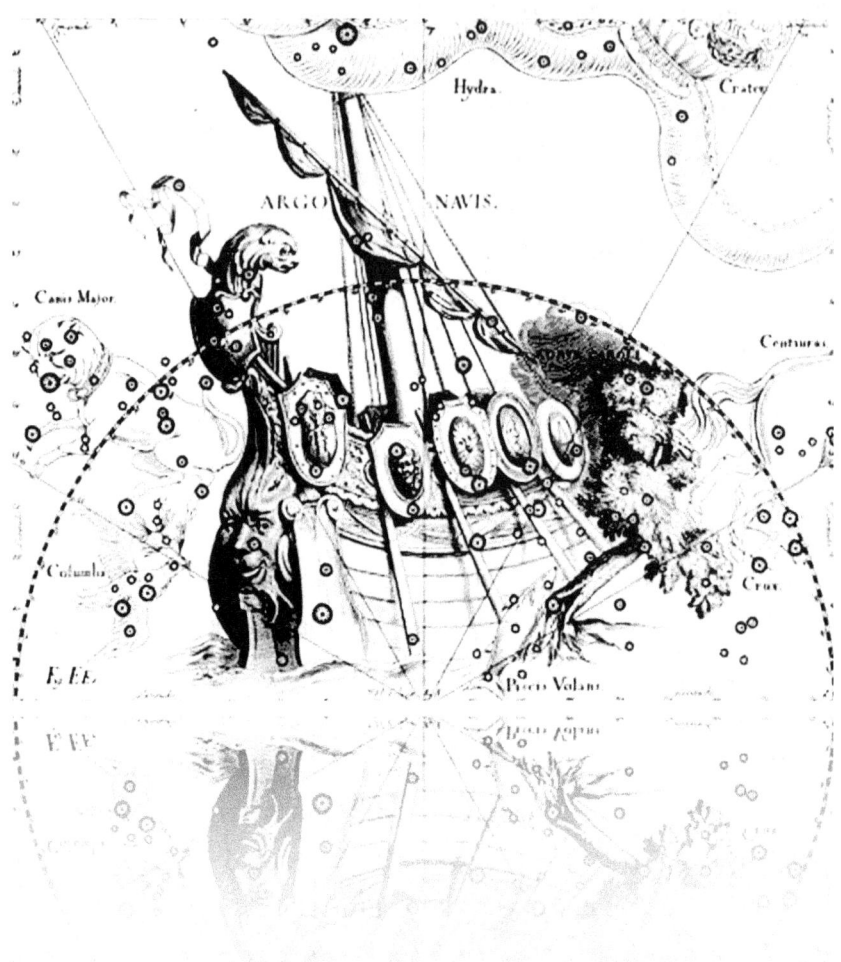

ζ   Hinterdeck – Naos – **89431621974**
ν   Hinterdeck – **39451721864**
ξ   Hinterdeck – **31649871847**
o   Hinterdeck – **31654721849**
π   Hinterdeck – **36872129867**
ρ   Hinterdeck – **39459121967**
σ   Hinterdeck – **38429149861**
τ   Hinterdeck – **59874129864**
χ   Hinterdeck – **39454289871**
a   Hinterdeck – **54262127871**
b   Hinterdeck – **49731649847**
c   Hinterdeck – **39164184851**
d1   Hinterdeck – **34486471481**
d2   Hinterdeck – **31864721879**
d3   Hinterdeck – **49854721868**
d4   Hinterdeck – **34754621784**
e   Hinterdeck – **49356489471**
f   Hinterdeck – **36485121068**
h1   Hinterdeck – **31485564871**
h^2 Hinterdeck – **34748921968**
j   Hinterdeck – **31848121871**
k1   Hinterdeck – **34654831871**
k^2 Hinterdeck – **38564349871**
l   Hinterdeck – **48571321867**
m   Hinterdeck – **34854921961**
n   Hinterdeck – **58964759831**
p   Hinterdeck – **38564179864**
q   Hinterdeck – **29138451961**

© Г. П. Грабовой, 2000

r   Hinterdeck – **39160129859**
t   Hinterdeck – **31485739861**
v1   Hinterdeck – **39689459731**
v^2 Hinterdeck – **58969759861**
w   Hinterdeck – **31859721864**
x   Hinterdeck – **31685431971**
y   Hinterdeck – **62836121978**
y^2 Hinterdeck – **53438121978**
y^3 Hinterdeck – **59864129758**
z   Hinterdeck – **36871421878**
A   Hinterdeck – **53168321971**
C   Hinterdeck – **83146851978**
D   Hinterdeck – **53649758974**
E   Hinterdeck – **31486754961**
F   Hinterdeck – **53864721859**
G   Hinterdeck – **31485600140**
H   Hinterdeck – **31864101819**
J   Hinterdeck – **31854139874**
L1   Hinterdeck – **51864231979**
L2   Hinterdeck – **54684971961**
M   Hinterdeck – **34854721861**
N   Hinterdeck – **31864951851**
O   Hinterdeck – **48564681709**
P   Hinterdeck – **93168121647**
Q   Hinterdeck – **31489487561**
1   Hinterdeck – **53962971981**
2   Hinterdeck – **59864121758**
4   Hinterdeck – **39689459471**

5   Hinterdeck – **31689671864**
6   Hinterdeck – **31489421971**
8   Hinterdeck – **31483121481**
9   Hinterdeck – **59469731851**
10 Hinterdeck – **31858968971**
12 Hinterdeck – **31480120961**
13 Hinterdeck – **38054648971**
14 Hinterdeck – **51631821961**
16 Hinterdeck – **38970128964**
17 Hinterdeck – **38164128171**
18 Hinterdeck – **49864129871**
19 Hinterdeck – **54836129831**
20 Hinterdeck – **85464831971**
21 Hinterdeck – **58564727879**
22 Hinterdeck – **31485649871**

Bei der Arbeit mit der Information des Sternbilds Hinterdeck kann man das Prinzip des Aufbaus eines beliebigen Objekts der Realität betrachten, zum Beispiel eines Gebäudes, das von Menschen errichtet worden ist, als System, das ebenfalls in einer bestimmten Weise vom äußeren Kosmos abhängt. Jedes Bauwerk muss harmonisch und mit dem ganzen Kosmos synchronisiert sein, das heißt, alles, was der Mensch und jeder andere lebende Organismus errichtet, oder jede vom Menschen ausgehende Konstruktion einer beliebigen Maschine muss mit dem harmonisieren, was überhaupt überall im Kosmos existiert. Dann wird die Entwicklung der Menschheit harmonisch sein. Diese Gesetze muss man von Anfang an bei jedem Bau, bei jeder Entwicklung einhalten In diesem Fall werden die ewige Ent-

© Г. П. Грабовой, 2000

wicklung und das ewige Leben in physischen Körpern schneller für alle garantiert.

Das Sternbild Schwan (CYGNUS) – 54964720808

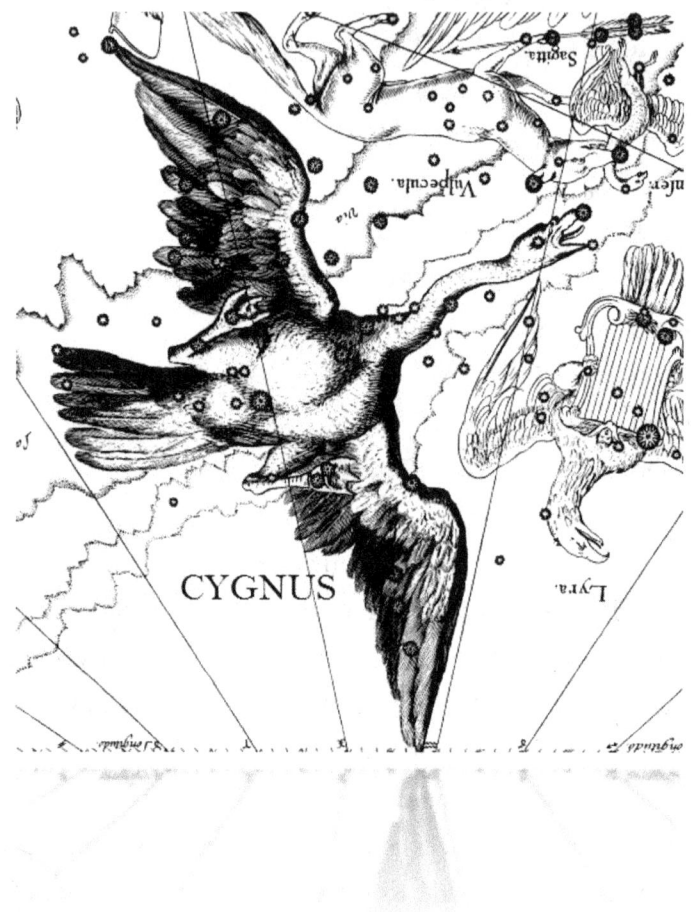

α Schwan – Deneb – **31961531871**
β1 Schwan – Albireo – **29854617851**
β2 Schwan – Albireo – **78439659878**
γ Schwan – Sadir – **89431689751**
δ Schwan – **31862121318**
ε Schwan – Jenny – **34584121867**

Durch den Stern ε (Epsilon) des Sternbilds Schwan kann man den Teil des Raums erkunden, der mit physischem Sehen nicht sichtbar ist, das heißt das, was hinter der Fläche dieses Sterns ist. Sehr effektiv kann man so durch sein Bewusstsein praktisch die ganze äußere uns bis zur Unendlichkeit umgebende Welt erforschen und Energie erhalten für die Erweiterung unseres Bewusstseins bis zur Unendlichkeit.

ζ Schwan – **54936179891**

Durch ζ (Zeta) des Sternbilds Schwan kann man, unter Nutzung der Zahlenreihe ε (Epsilon) des Sternbilds Schwan, die es ermöglicht, Zugang zur Information der ganzen äußeren Welt zu haben, die mit physischem Sehen nicht betrachtet werden kann, die Steuerung für alle Prozesse zu schaffen, die durch ε (Epsilon) des Sternbilds Schwan betrachtet werden.

η Schwan – **53864729871**
θ Schwan – **84964831978**

Durch θ (Theta) Schwan kann man bei der Realisierung der Systeme der ewigen Entwicklung effektiv verschiedene Gewebeebenen des Menschen durch Konzentration auf die Zahlen θ (Theta) des Sternbilds Schwan wiederherstellen. Und durch θ (Theta) des Sternbilds Schwan ist der Zugang zur Materie des Menschen schneller. Das bedeutet, man kann mit dem Bewusstsein schnell Materie wiederherstellen.

ι1 Schwan – **31961721984**

κ Schwan – Al Favaros – **89451849871**

λ Schwan – **31485161489**

μ1 Schwan – **39869479851**

μ2 Schwan – **38964728951**

ν Schwan – **36189421979**

ξ Schwan – **89564821971**

o1 Schwan – **38514859861**

o2 Schwan – **64871821894**

π1 Schwan – **39864871854**

π2 Schwan – **39689198751**

ρ Schwan – **59164259871**

σ Schwan – **39864879139**

τ Schwan – **69139459181**

υ Schwan – **39654801879**

φ Schwan – **51801431648**

χ Schwan – **36489129471**

ψ Schwan – **29479129861**

ω1 Schwan – **31654821781**

$ω^2$ Schwan – **36854129871**

b1 Schwan – **31489129141**

b2 Schwan – **31684921748**

b3 Schwan – **84931689731**

c Schwan A – **49864859871**

c Schwan B – **34851489561**

d Schwan – **89748951971**

e   Schwan – **48531649871**
f1 Schwan – **46954831981**
f2 Schwan – **36974959872**
g   Schwan – **31951785461**
A   Schwan – **34854239871**
P   Schwan – **39754898812**
2   Schwan – **89431971962**
4   Schwan – **29489451984**
8   Schwan – **43564721978**
9   Schwan – **69874851961**
11 Schwan – **34954859781**
14 Schwan – **36854721978**
15 Schwan – **36958971961**
17 Schwan – **89564721549**
19 Schwan – **36978121981**
22 Schwan – **69430169871**
23 Schwan – **38569129578**
25 Schwan – **63158431847**
30 Schwan – **89489721968**
33 Schwan – **36854127858**
35 Schwan – **16849857861**
36 Schwan – **38571421967**
39 Schwan – **49573121864**
40 Schwan – **39489159471**
41 Schwan – **36489579854**
42 Schwan – **49654129878**
43 Schwan – **58164129142**
44 Schwan – **69484129871**

© Г. П. Грабовой, 2000

47 Schwan – **36489459401**
48 Schwan – **37854829861**
49 Schwan – **64101729851**
51 Schwan – **38130121964**
52 Schwan – **39406489471**
55 Schwan – **49638549871**
56 Schwan – **36101851968**
57 Schwan – **49857458969**
60 Schwan – **89431609486**
61 Schwan – **69571421648**
69 Schwan – **49578421975**
70 Schwan – **46854069451**
72 Schwan – **54974129864**
74 Schwan – **89431729478**
75 Schwan – **36189456471**
76 Schwan – **83121951964**
77 Schwan – **38974128968**
79 Schwan – **53849759861**

Ihr könnt bei der Arbeit mit diesem Sternbild die Information der Wechselwirkung jener Elemente des Bewusstseins betrachten, die das Verstehen der Prozesse der physischen Welt bestimmen, der Welt der Information. Und wenn ihr dabei zum Beispiel den Flug eines Schwans betrachtet, könnt ihr sehen, dass es im Raum Elemente gibt, wo die Zukunft absolut schöpferisch und absolut gut für den Menschen ist. Durch dieses Sternbild kann man in solche Bereiche der Information hinausgehen, wo die helle frohe Zukunft für jeden Menschen garantiert ist, und das für ewig. Dementsprechend hat jeder Mensch die Möglichkeit ewig zu leben, und tatsächlich ist er von Anfang an einer, der ewig lebt. Nur immer wieder öffnet er für sich bestimmte Bereiche der Information nicht und schafft sich damit Hindernisse. Ihr könnt so diese Hindernisse umgehen, wenn ihr in der Information eure ewige Zukunft seht.

Hier gibt es eine bestimmte Praxis, die Arbeit durch das Sternbild, durch die Sterne, durch eine einfache Hinwendung zu ihnen durch Sternatlanten oder durch die direkte Wahrnehmung, wenn ihr an den Himmel geschaut habt und in Gedanken irgendeinen Bereich des kosmischen Raums betrachtet. Ihr könnt die Steuerung realisieren nach der Tatsache, dass in diesen Bereichen des Raums, die den Sternbildern entsprechen, die Information schon so formiert ist, wie in diesem Buch dargelegt. Und dadurch ergibt es sich, dass ein wesentlicher Teil der Arbeit zur Realisierung der ewigen Entwicklung schon getan ist.

Hier kann man sehen, dass der kosmische Raum überhaupt so gebaut ist und nicht zufällig in so einem großen Umfang den Menschen umgibt, das ist in Wirklichkeit eine Einladung der Natur zur ewigen Entwicklung. Alles, was von außen ist, ist ewig. Das ist der Weg, der Weg wird auch von der Natur gegeben.

Das ist nicht nur eine willentliche Bewegung des Menschen, das ist auch das, was sich als äußere Realität erweist. Deshalb kann man hier eine bestimmte Charakteristik sehen, wenn der Weg hinter einem beliebigen Objekt der Information zu sehen ist. Wenn man ein beliebiges Objekt betrachtet, kann man den Weg sehen, den es euch für die ewige Entwicklung vorschlägt und der in vielem schon getan ist. Man muss ihn einfach sehen können, ebenso, wie zum Beispiel im Sternbild Schwan.

Das Sternbild Löwe (LEO) – 53869753981

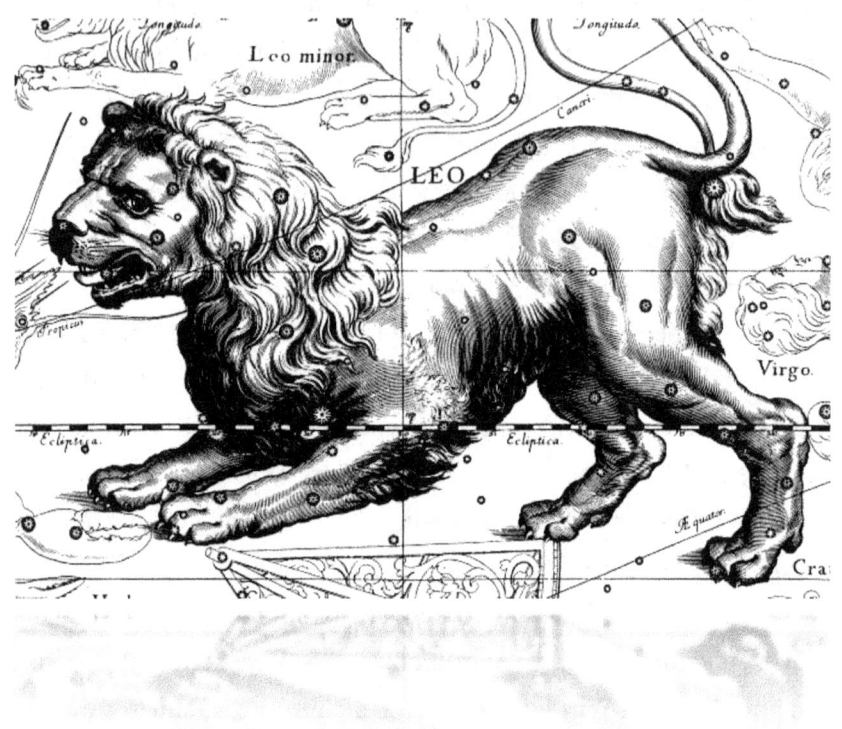

α Löwe – Regulus – **34954871864**
β Löwe – Denebola **46871421895**
γ1 Löwe – Algieba – **47868429461**
γ² Löwe – Algieba – **31654831984**
δ Löwe – Zosma – **58219861971**
ε Löwe – Algenubi – **39874129868**
ζ Löwe – Adhafera – **45864871421**
η Löwe – **39610429471**
θ Löwe – Chertan – **31858421961**
ι Löwe – **31857849856**
κ Löwe – Al Asad al Minliar- **31485121971**
λ Löwe – Alterf – **38851608981**
μ Löwe – Rasalas – **38188836471**
ν Löwe - **10459429481**
ξ Löwe – **10894920864**
o Löwe A – Subra – **31654829871**
o Löwe B – Subra – **31480100008**
π Löwe – **69374854961**
ρ Löwe – **31858164971**
σ Löwe – **89569721851**
τ Löwe – **31049584051**
υ Löwe – **83450121964**
φ Löwe – **05439659871**
χ Löwe – **31456189491**
ψ Löwe – **31484194891**
ω Löwe – **59147821901**
b Löwe – **58901431847**
c Löwe – **23161871904**

© Г. П. Грабовой, 2000

d   Löwe – **38906471981**
e   Löwe – **35104964807**
f   Löwe – **36807121947**
g   Löwe – **59431221901**
h   Löwe – **31874121974**
k   Löwe – **34854121848**
l   Löwe – **38485151961**
m   Löwe – **34956189871**
n   Löwe – **36854721861**
o   Löwe – **58931629871**
p1   Löwe – **69401659481**
p^2 Löwe – **39864129871**
p^3 Löwe – **69351429378**
p4   Löwe – **51859161874**
p5   Löwe – **84961971981**
A   Löwe – **49561721846**
3   Löwe – **54216421978**
7   Löwe – **18564721842**
8   Löwe – **46126849757**
9   Löwe – **31864121874**
10   Löwe – **13964851971**
11   Löwe – **58964189871**
12   Löwe – **59874951961**
13   Löwe – **38964871964**
18   Löwe – **68975131964**
19   Löwe – **31651871961**
20   Löwe – **31658031968**
21   Löwe – **89439129401**

23	Löwe – **50164829161**
34	Löwe – **80159420164**
35	Löwe – **06458960871**
37	Löwe – **39691729874**
39	Löwe – **31854621971**
40	Löwe – **50164539671**
42	Löwe – **50857892196**
43	Löwe – **58301429361**
44	Löwe – **89864729871**
45	Löwe – **69384951978**
46	Löwe – **19639429871**
48	Löwe – **39568197864**
49	Löwe – **89564971978**
50	Löwe – **31485161729**
54	Löwe – **39189429168**
55	Löwe – **39758698961**
56	Löwe – **31854971874**
64	Löwe – **34989154978**
67	Löwe – **36854129871**
71	Löwe – **39161859484**
72	Löwe – **58964729871**
75	Löwe – **39480100861**
76	Löwe – **16401629758**
79	Löwe – **01931851964**
80	Löwe – **84010620971**
81	Löwe – **54101992178**
83	Löwe – **50160101888**
85	Löwe – **64014920184**

© Г. П. Грабовой, 2000

86   Löwe – **10489050971**
88   Löwe – **88010420908**
89   Löwe – **01410500008**
90   Löwe – **14923654714**
92   Löwe – **85301421401**
93   Löwe – **05649727841**
95   Löwe – **46871329849**

Bei der Arbeit mit der Information des Sternbilds Löwe könnt ihr das Bewusstsein auf die Tatzen des Löwen konzentrieren und dabei erkennen, welcher Gedanke dabei im Bereich der Darstellung des Kopfes des Löwen gebildet wird. So könnt ihr die Steuerung dadurch kontrollieren, dass, wenn ihr euch auf etwas konzentriert, ihr einen Punkt finden könnt, der unbedingt in der Information enthalten ist, die euch und der ganzen Umgebung das ewige Leben in physischen Körpern sichert. Man muss diesen Punkt einfach dadurch finden, dass man die Aufmerksamkeit darauf richtet, dass so ein Punkt existiert, und er wird vor euch klar erscheinen und euch das ewige Leben sichern.

Das Sternbild Fliegender Fisch (VOLANS) – 39684129871

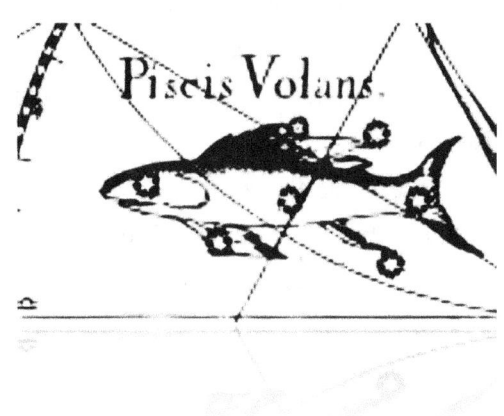

α Fliegender Fisch – **64871589879**
β Fliegender Fisch – **69754829871**
γ1 Fliegender Fisch – **34954729874**
γ2 Fliegender Fisch – **68129839878**
δ Fliegender Fisch – **69154829871**
ε Fliegender Fisch – **01649851671**
ζ Fliegender Fisch – **31854121864**
η Fliegender Fisch – **49754821961**
θ Fliegender Fisch – **01654821978**
ι Fliegender Fisch – **19456129478**

© Г. П. Грабовой, 2000

κ1 Fliegender Fisch – **89574921864**
κ² Fliegender Fisch – **54836197854**

Bei der Arbeit mit dem Sternbild Fliegender Fisch muss man den Bereich der Luft zwischen dem Fisch und dem Wasser über dem der Fliegende Fisch fliegt, betrachten und sehen, dass sich das steuernde System in der Luft befindet.

Das bedeutet, man muss das Prinzip erkennen und verstehen, dass, wenn die Steuerung nicht nur in einem Objekt sondern auch außerhalb des Objekts befindet, die Wahrnehmung der ganzen Information etwas verallgemeinert ist und es ermöglicht, die Steuerung optimaler und schneller durchzuführen.

Das Sternbild Leier (LYRA) – 89564120801

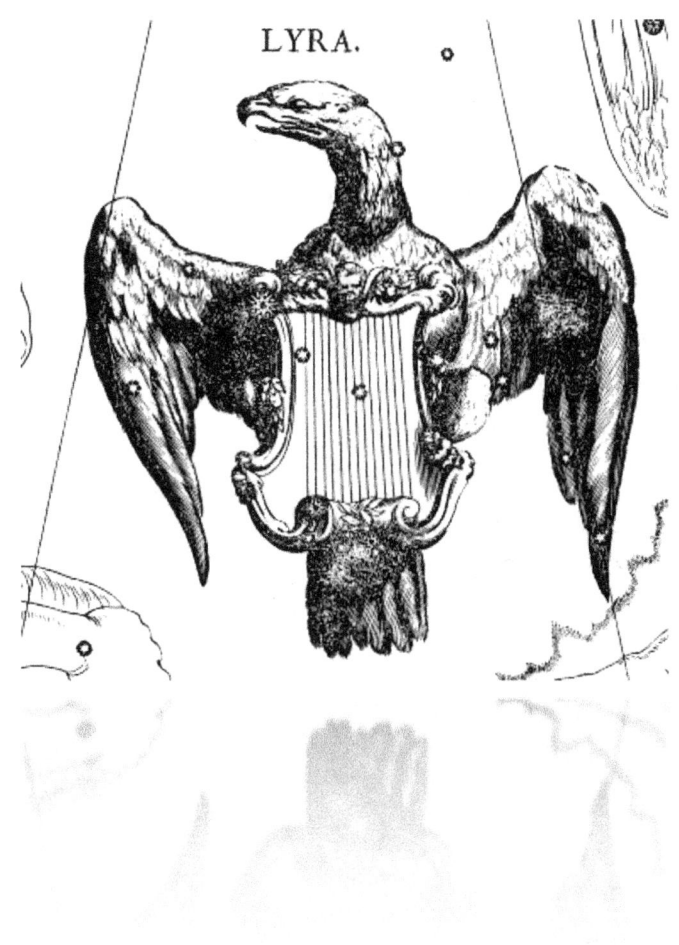

α Leier – Vega – **39485336871**

β Leier – Sheliak – **31401629481**

γ Leier – Sulafat – **30120606489**

δ1 Leier – **83854728961**

δ2 Leier – **31748584721**

ε1 Leier A – Ninsar – **49749848901**

ε1 Leier B – Ninsar – **31682129716**

ε2 Leier A – Ninsar – **89301421982**

ε2 Leier B – Ninsar – **31729420861**

ζ1 Leier – Erragal – **01620731649**

ζ2 Leier – Erragal – **01951421761**

η Leier – Aladfar – **14851721968**

θ Leier – **89574164879**

ι Leier – **51472389489**

κ Leier – **31601859871**

λ Leier – **84975149861**

μ Leier – Alatfar – **31480651979**

ν Leier – **19485161749**

ν1 Leier – **69354851381**

13 Leier – **12149751861**

16 Leier – **36959721981**

17 Leier – **12864871878**

19 Leier – **01629429871**

Ihr könnt auf der Ebene der Steuerung durch das Sternbild Leier erkennen, wie Musik entsteht und reproduziert wird. Man kann Musik mit dem inneren Gehör direkt aus dem Sternbild hören und dabei den Sinn der Organisation der Musik erkennen. Jeder kann dann eine bestimmte innere Musik zusammenstellen, und diese Musik wird eine Musik der Harmonie und des ewigen Lebens und der ewigen Entwicklung. Ihre Wahrnehmung schafft ein bestimmtes Niveau der Energie der ewigen Entwicklung.

Das Sternbild Füchschen (VULPECULA) – 51485631729

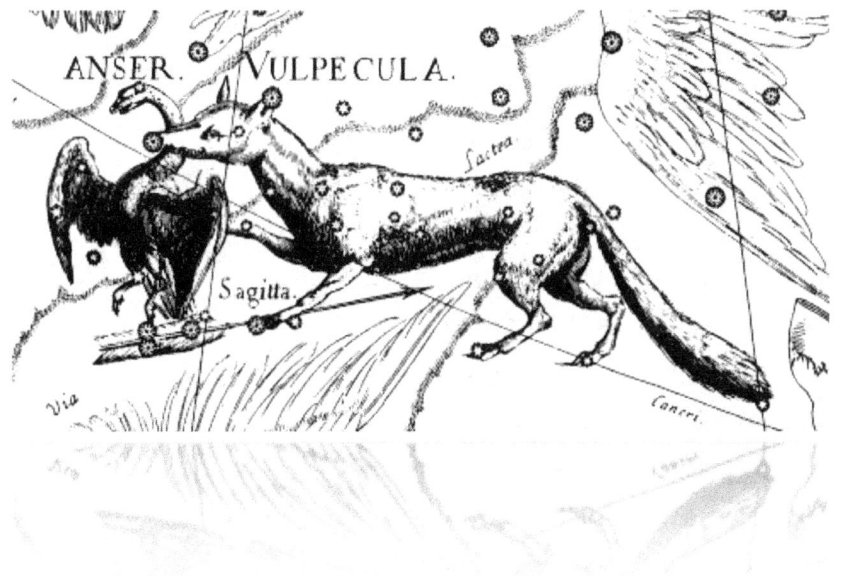

α   Füchschen – Anser – **85731489861**
1   Füchschen – **29401629754**
2   Füchschen – **85314849758**
3   Füchschen – **64129484757**
4   Füchschen – **31607859714**
5   Füchschen – **40168421738**
7   Füchschen – **64101054891**
8   Füchschen – **62831420687**
9   Füchschen – **14684958971**
10   Füchschen – **06874231508**
12   Füchschen – **83710851961**
13   Füchschen – **51861401971**
14   Füchschen – **59631721981**
15   Füchschen – **69871321981**
16   Füchschen – **89379421978**
17   Füchschen – **31684851961**
18   Füchschen – **54931649878**
19   Füchschen – **36484189871**
20   Füchschen – **36489429471**
21   Füchschen – **01629720864**
22   Füchschen – **59874129871**
23   Füchschen – **06848059871**
24   Füchschen – **69180429871**
25   Füchschen – **39169489171**
26   Füchschen – **36874859714**
27   Füchschen – **35874589874**
28   Füchschen – **31658421971**
29   Füchschen – **31480620878**

30 Füchschen – **05164231729**
31 Füchschen – **38564971874**
32 Füchschen – **01731481861**
33 Füchschen – **02314951649**
35 Füchschen – **04721721864**

Bei der Arbeit mit dem Sternbild Füchschen muss man die Steuerung so stellen, als ob die kaum bemerkbaren Ereignisse nicht gewesen wären und keine bestimmten Systeme hervorgerufen hätten, die ihr nicht sofort kontrolliert. Die Fähigkeit, durch dieses Sternbild mit irgendwelchen entfernten impliziten Systemen im kosmischen Raum zu arbeiten, erlaubt es so, durch ein feineres, aufmerksameres Herangehen an die Steuerung durch dieses Sternbild zu steuern. Hier in diesem Fall kann man diesen Terminus verwenden – Steuerung durch die Steuerung von Details eines Ereignisses.

© Г. П. Грабовой, 2000

Das Sternbild Kleiner Bär (URSA MINOR) – 31400860848

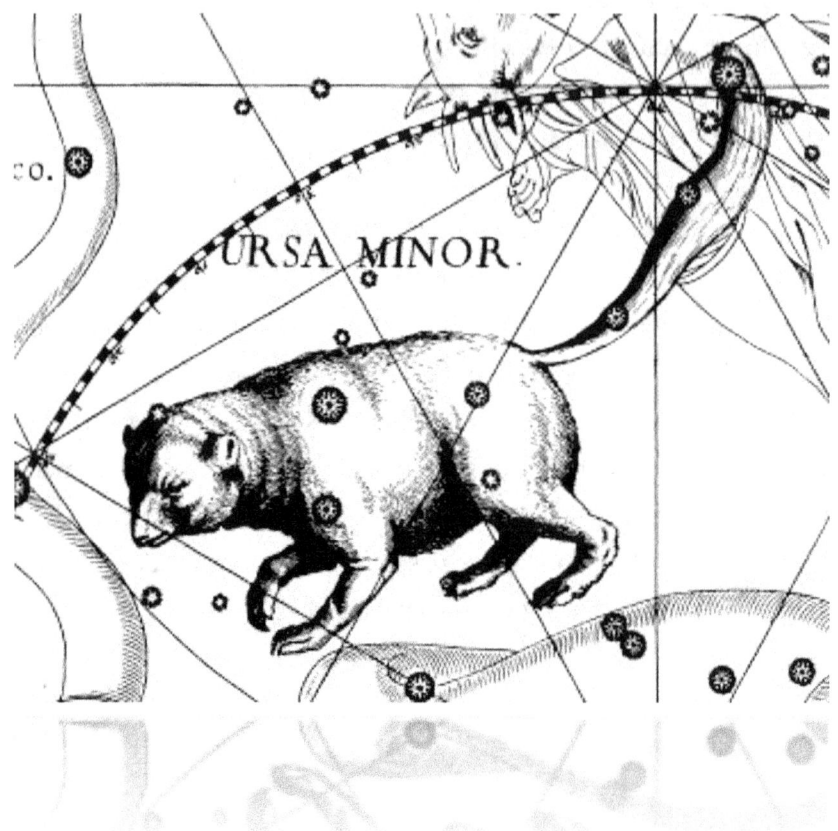

α Kleiner Bär – Polarstern – **04971281961**
β Kleiner Bär – Kohab – **31784970168**
γ Kleiner Bär – Ferkad – **85618351481**
δ Kleiner Bär – Yildun – **36489729867**
ε Kleiner Bär – Urodelus – **89301626871**
ζ Kleiner Bär – Alif al Farkadin – **17863129871**
η Kleiner Bär – Anwar al Farkadin – **38969751978**
θ Kleiner Bär – **38454129471**
λ Kleiner Bär – **18564971982**
π1 Kleiner Bär – **49864129871**
π1 Kleiner Bär – **49751869751**
π2 Kleiner Bär – **64854100008**
3 Kleiner Bär – **64151839871**
4 Kleiner Bär – **84964129871**
5 Kleiner Bär – **83964879871**
9 Kleiner Bär – **38149151968**
8 Kleiner Bär – **59471101892**
11 Kleiner Bär – Ferkad Minor – **31864851979**
14 Kleiner Bär – **01620491648**
18 Kleiner Bär – **41054920961**
19 Kleiner Bär – **30454901658**
20 Kleiner Bär – **06439159871**
24 Kleiner Bär – **31460981978**
Culver (Neutronenstern) – **50169409871**

Bei der Arbeit mit dem Sternbild Kleiner Bär für die Sicherung des ewigen Lebens in einem physischen Körper für sich und für alle, muss man die Information betrachten, die sich im physischen kosmi-

© Г. П. Грабовой, 2000

schen Raum zwischen den Sternbildern Kleiner Bär und Großer Bär befindet.

Hier kann man sehen, dass der allgemeine Begriff, der zu dem Wort Bär gehört, so ist, dass man, wenn ihr diese Zwischeninformation im kosmischen Raum betrachtet, nach dem Prinzip der Ähnlichkeit oder der allgemeinen Terminologie einen bestimmten Kanal im Bewusstsein sehen kann, der es ermöglicht, den physischen Raum wie von innen zu erforschen, durch die Strukturen, die dem Begriff Bewusstsein ähnlich sind.

Ihr könnt diesen Raum so betrachten, als wäret ihr in ihm, könnt die Zeit verlangsamen, sie mit Willenskraft anhalten. Und hier in dem monolithisch erscheinenden Raum kann man vieles sehen, kann sehen, wie die härtesten Systeme in Wirklichkeit sehr durchsichtig und lenkbar sind, sich der Steuerung unterordnen. Härte – das ist nur eine Form der Reaktion eines Systems, zum Beispiel ein Stein, irgendwelche kosmische harte Systeme. Das ist eine Form der Reaktion. Dann, wenn ihr auf die Anfangsebene geht, von der diese Reaktion kommt, kann man immer die Form wechseln, das ist sehr wichtig für das ewige Leben und die Eroberung des kosmischen Raums und für die Schaffung neuer Typen der Technik, die nach anderen Gesetzen arbeitet, als die bekannten physikalischen Gesetze.

Das Sternbild Füllen (EQUULEUS) – 97845169481

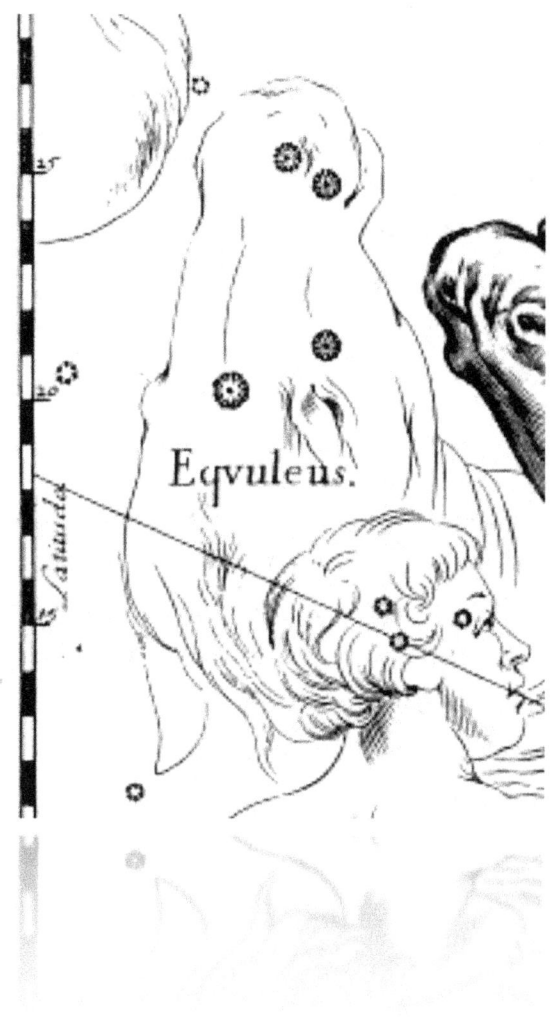

α Füllen – Kitalfa – **59384871961**

β Füllen – **39754986148**

γ Füllen – **51974891849**

δ Füllen – Fersavaul – **53149489471**

ε Füllen – **46859171981**

λ Füllen – **48561431981**

2 Füllen – **39164871961**

3 Füllen – **89451961784**

4 Füllen – **59861489871**

6 Füllen – **59431781964**

9 Füllen – **31854721989**

Die Steuerung durch das System der Sterne des Sternbilds Füllen ist so, dass ihr die zukünftigen Ereignisse wie in einem Spiegelbild sehen könnt. Es ist einfacher, zu diesen Ereignissen durch das Spiegelbild heranzugehen und sie in der notwendigen Weise auszugleichen. Das bedeutet, man macht sie so, wie ihr sie für die ewige Entwicklung, das ewige Leben für euch und eure Umgebung braucht.

Das Sternbild Kleiner Löwe (LEO MINOR) – 49654971841

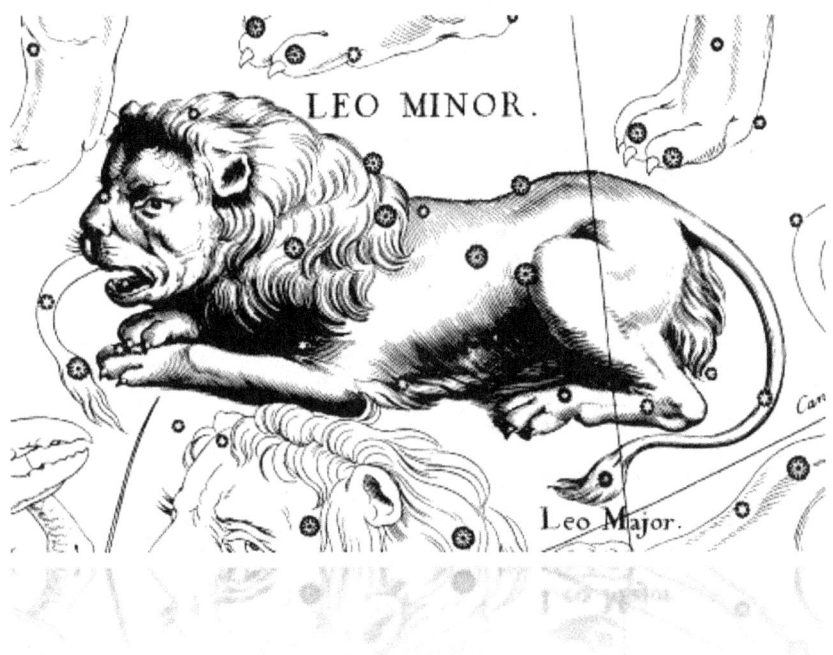

β Kleiner Löwe – **58131964871**
o Kleiner Löwe – **59384961728**
7 Kleiner Löwe – **34851961751**
8 Kleiner Löwe – **39754989161**
9 Kleiner Löwe – **49759421871**
10 Kleiner Löwe – **68954971729**
11 Kleiner Löwe – **39459649471**
13 Kleiner Löwe – **67121891864**

16 Kleiner Löwe – **39489561878**
19 Kleiner Löwe – **39759489758**
20 Kleiner Löwe – **69149751848**
21 Kleiner Löwe – **49879421961**
22 Kleiner Löwe – **39481961724**
23 Kleiner Löwe – **59789439168**
24 Kleiner Löwe – **69879498138**
27 Kleiner Löwe – **39864700008**
28 Kleiner Löwe – **64123971981**
29 Kleiner Löwe – **34514812861**
30 Kleiner Löwe – **31654831978**
32 Kleiner Löwe – **38401659481**
33 Kleiner Löwe – **69871429849**
34 Kleiner Löwe – **34714806801**
35 Kleiner Löwe – **38469479817**
36 Kleiner Löwe – **59489749188**
37 Kleiner Löwe – **61050498916**
38 Kleiner Löwe – **31601949871**
40 Kleiner Löwe – **46871521849**
41 Kleiner Löwe – **59431859871**
42 Kleiner Löwe – **69409121968**
43 Kleiner Löwe – **51649751849**
44 Kleiner Löwe – **65149721981**
48 Kleiner Löwe – **34959879861**
50 Kleiner Löwe – **65489471846**
51 Kleiner Löwe – **49871421981**

© Г. П. Грабовой, 2000

Die Steuerung in der Struktur dieses Sternbilds kann man so betrachten, dass man sein eigenes Abbild in der Information des kosmischen Raums in der Weise betrachten kann, dass ihr alle und euch gleichzeitig seht, und wenn ihr euch heraushebt, schafft ihr in eurer Wahrnehmung das ewige Leben für euch und für alle.

Das Sternbild Kleiner Hund (CANIS MINOR) – 49561721981

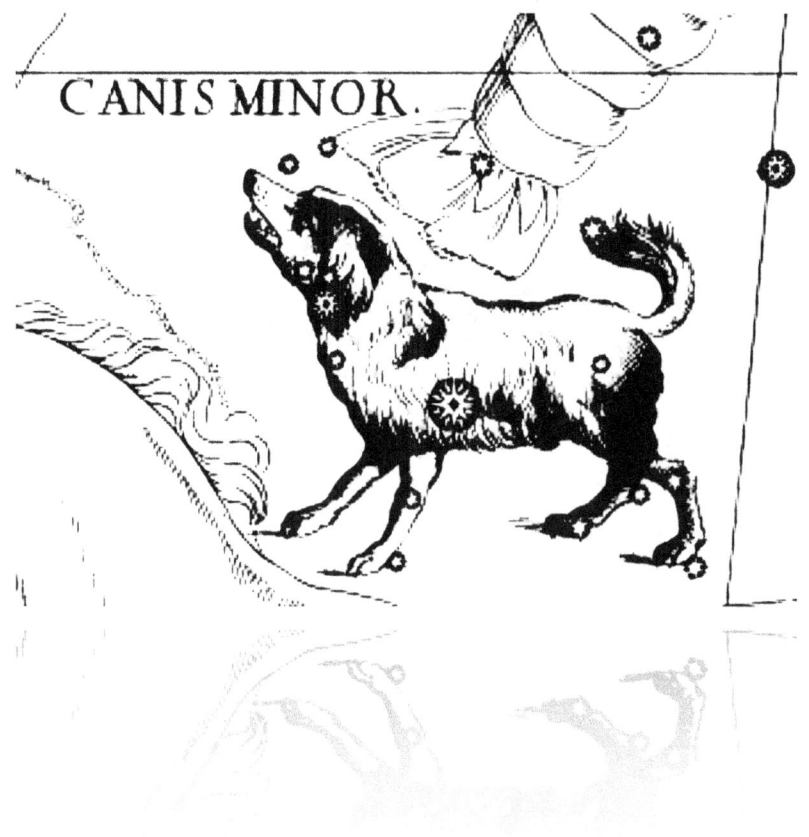

α Kleiner Hund – Procyon – **47864121894**
β Kleiner Hund – Gomeysa – **31984921961**
γ Kleiner Hund – **49589197861**
δ1 Kleiner Hund – **54854921978**
δ2 Kleiner Hund – **01451641906**
δ3 Kleiner Hund – **47854721847**
ε Kleiner Hund – **38421421961**
ζ Kleiner Hund – **36891871849**
η Kleiner Hund – **58421639491**
G Kleiner Hund – **38564121971**
1 Kleiner Hund – **39571401624**
6 Kleiner Hund – **49051929071**
11 Kleiner Hund – **38436198451**
14 Kleiner Hund – **64851871949**

Man kann im Sternbild Kleiner Hund sein Bewusstsein so aufbauen, dass es unendlich ausgedehnt und gleichzeitig konkret ist.

Das Sternbild Mikroskop (MICROSCOPIUM) – 58421068431

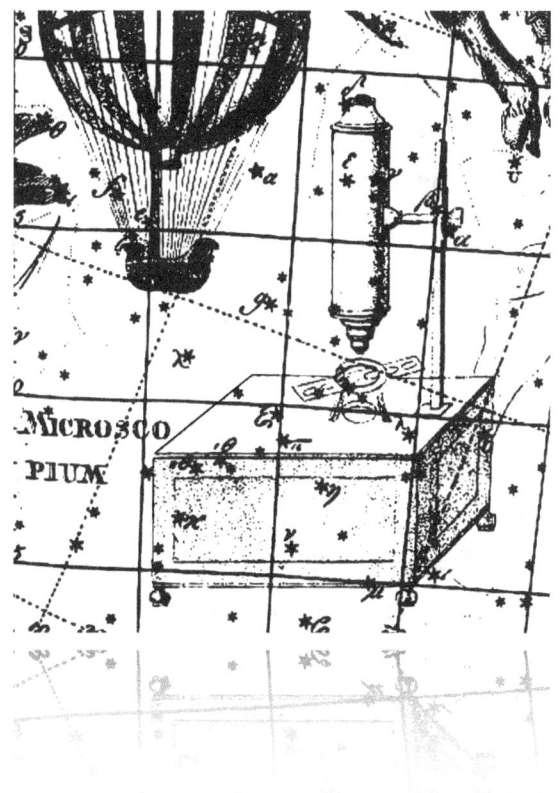

α   Mikroskop – **38964978981**

β   Mikroskop – **54931721847**

γ   Mikroskop – **68534989819**

δ   Mikroskop – **38574148916**

© Г. П. Грабовой, 2000

ε   Mikroskop – **48130485461**
ζ   Mikroskop – **58010461489**
η   Mikroskop – **58131849841**
θ1 Mikroskop – **58364101948**
θ2 Mikroskop – **60454121871**
ι   Mikroskop – **58401659471**
ν   Mikroskop – **39401698451**
AU Mikroskop – **48789549681**
AX Mikroskop – Lakayl – **47589149861**

Die Information des Sternbilds Mikroskop ist ausgebreitet in die Struktur des Bewusstseins des Menschen selbst, wo die Information wie aus der physischen Realität ähnlich wie Wasser in die Struktur des Bewusstseins fließt, und das Bewusstsein wird mit Wissen angefüllt. Das System des Wissens – das ist der Umfang der Information, der auch nach dem Verfahren der mechanischen Informationsübertragung gefüllt wird. Wenn die Fangfunktionen eures Bewusstseins, eine Art Reservoire, richtig angeordnet sind, kann man sie mit Wissen an den Stellen anfüllen, wo dieses Wissen ist.

Das Sternbild Fliege (MUSCA) – 54961721948

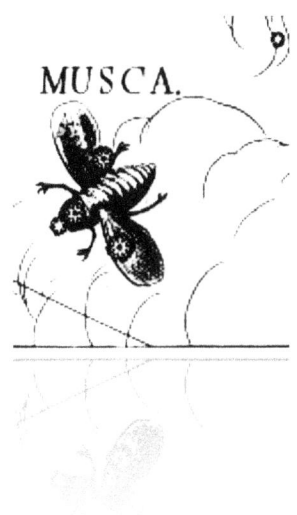

α Fliege – **38964129871**
β Fliege – **46989137989**
γ Fliege – **89406166828**
δ Fliege – **31754684861**
ε Fliege – **55542501649**
ζ1 Fliege – **31854121864**
ζ2 Fliege – **45784129861**
η Fliege – **58431648971**
θ Fliege – **54968131978**
ι1 Fliege – **39754869781**
$ι^2$ Fliege – **31654871981**
λ Fliege – **58906121958**
μ Fliege – **31489451961**

BO Fliege – **48564831971**
R   Fliege – **48574921960**
S   Fliege – **27406198481**

Die Steuerung im Sternbild Fliege besteht darin, dass man auf der Ebene des Bewusstseins das Geräusch des Flugs einer Fliege vernehmen und die Ereignisse so aufbauen muss, dass die Information der Fliege keinen Einfluss hat. Kein Objekt konnte, ausgehend von den Untersuchungsfaktoren, auf eure Steuerung zum Ziel der ewigen Entwicklung einwirken.

Das Sternbild Luftpumpe (ANTLIA) – 31654821694

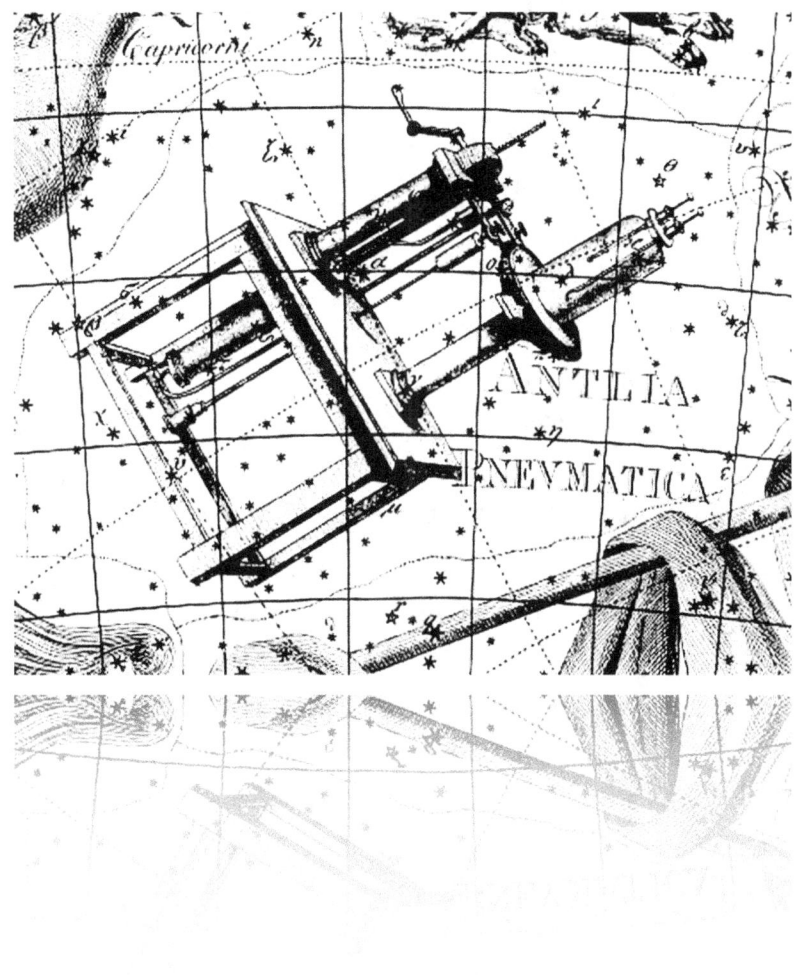

α   Luftpumpe – **38547998561**
δ   Luftpumpe – **38164728149**
ε   Luftpumpe – **51064821049**
ζ1 Luftpumpe A – **38051649758**
ζ1 Luftpumpe B – **49701421961**
ζ2 Luftpumpe – **30654120648**
η   Luftpumpe – **31568481574**
θ   Luftpumpe – **58564121871**
ι   Luftpumpe – **30614820941**
AG Luftpumpe – **51489121961**
S   Luftpumpe – **31687421858**
U   Luftpumpe – **36871528481**
UX Luftpumpe – **36714921958**

In der Information des Sternbilds Luftpumpe muss man die Steuerung so setzen, dass das Geräusch der Luftpumpe, wenn zum Beispiel gepumpt wird, und die äußere Realität und die innere Realität, die sich in der Luftpumpe befinden, eine einheitliche Steuerung sind. Wenn man sich auf diese einheitliche Sphäre der Steuerung konzentriert hat, kann man völlig unterschiedliche Prozesse steuern.

Das Sternbild Winkelmaß (NORMA) – 58160129471

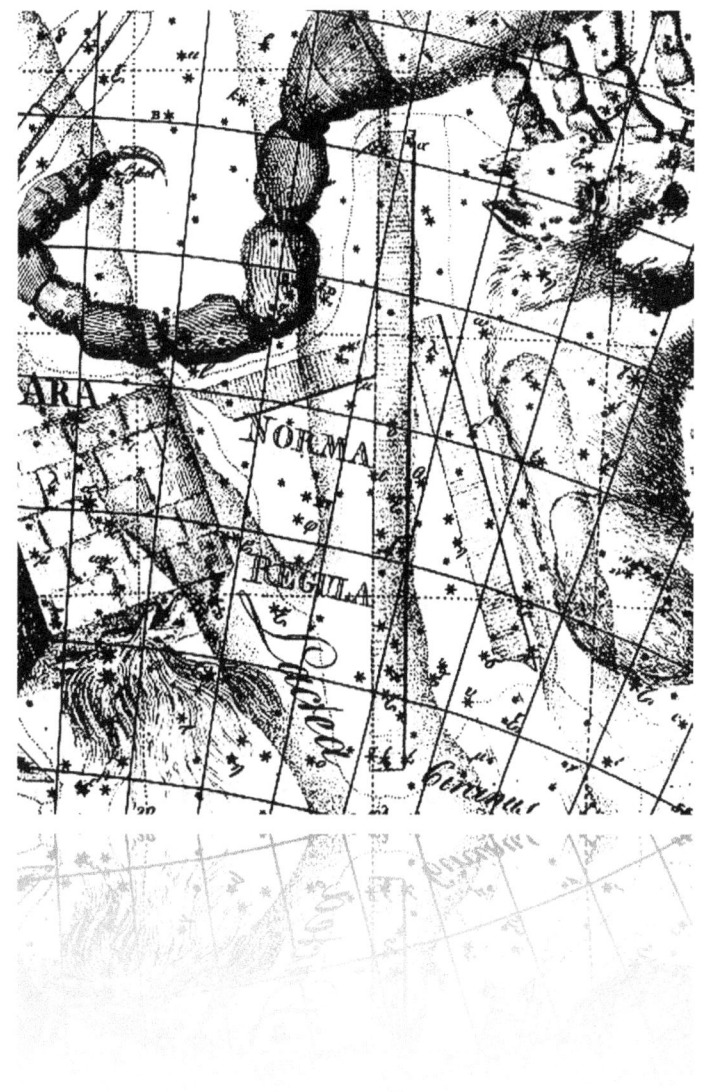

γ 1 Winkelmaß – **58106429178**
γ2 Winkelmaß – **06848549784**
δ Winkelmaß – **39758689791**
ε Winkelmaß – **36850428971**
ζ Winkelmaß – **89364129751**
η Winkelmaß – **39854189471**
θ Winkelmaß – **78961389894**
ι1 Winkelmaß – **31060421098**
ι2 Winkelmaß – **38453879481**
κ Winkelmaß – **85064121771**
λ Winkelmaß – **50836489437**
μ Winkelmaß – **83979569781**
R Winkelmaß – **21479131859**
S Winkelmaß – Zepheida – **51989471961**
39 Winkelmaß – **30850964971**

Bei der Normierung irgendwelcher Ereignisse muss man vor allem den Bereich der Norm in den Bereich bringen, der den Gesetzen des Schöpfers entspricht. Das kann man durch dieses Sternbild erreichen.

Das Sternbild Widder (ARIES) – 45721861984

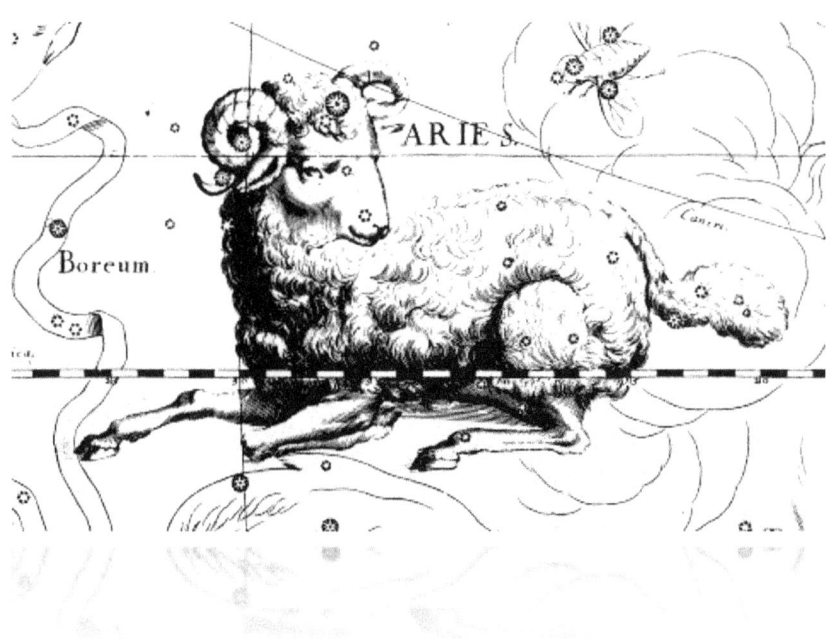

α Widder – Hamal – **30154820149**

β Widder – Sheratan – **60149539871**

γ1 Widder – Mezarthim – **54481069481**

γ2 Widder – **30964951981**

δ Widder – Boteyn – **60854830481**

ε Widder – **30649850141**

ζ Widder – **60490850481**

© Г. П. Грабовой, 2000

η Widder – **60840920961**

θ Widder – **04951284971**

ι Widder – **31654821671**

κ Widder – **39804655544**

λ Widder – **30629854906**

μ Widder – **64974129859**

ν Widder – **19839189861**

ξ Widder – **31604566861**

o Widder – **31064548971**

π Widder – **29874831978**

ρ1 Widder – **63875189861**

ρ2 Widder – **31989421971**

ρ3 Widder – **45871421861**

σ Widder – **74951721971**

τ Widder – **54853189561**

Bei der näheren Betrachtung des Sternbilds Widder kann man sehen, dass die Prozesse, die innerhalb dieses Sternbilds vor sich gehen, in vielem widersprüchlich sind. Deshalb kann man die Steuerung hier so aufbauen, dass die Widersprüche nach innen geführt werden, in das geschlossene System, dann stören sie nicht auf dem Weg der ewigen Entwicklung.

Das Sternbild Oktant (OCTANS) – 39564728981

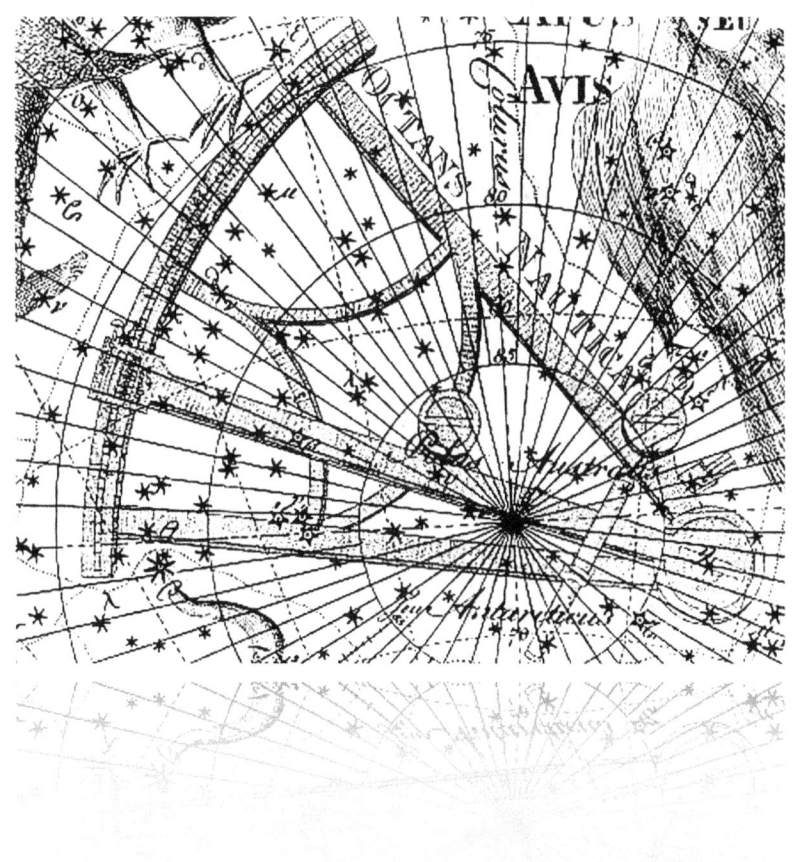

α Oktant – **58164838194**
β Oktant – **31064259081**
γ1 Oktant – **34874529868**

γ2 Oktant – **39749859721**
γ3 Oktant – **89469139478**
δ Oktant – **38514049861**
ε Oktant – **31068029074**
ζ Oktant – **01564821541**
η Oktant – **80454820471**
θ Oktant – **08564858049**
ι Oktant – **30850120964**
κ Oktant – **30149120164**
λ Oktant – **04854929871**
μ1 Oktant – **18428129471**
μ2 Oktant – **36871829841**
ν Oktant – **51831721964**
ξ Oktant – **38564729851**
π1 Oktant – **31680049807**
π2 Oktant – **64953129871**
ρ Oktant – **31064521041**
σ Oktant – **08454729408**
τ Oktant – **19560129584**
υ Oktant – **51631481694**
φ Oktant – **59384129871**
χ Oktant – **54971989478**
ψ Oktant – **36874129871**
ω Oktant – **39649879861**

In diesem Sternbild kann man seinen Gedanken in den physischen Raum projizieren und sehen, dass euer Gedanke noch einen bestimmten räumlichen Klang hat. Wenn man die Musik seines Gedanken, den Klang seines Gedankens vernommen hat, kann man bestimmte harmonische musikalische Reihen aufbauen, die die Steuerung für die Sicherung des ewigen Lebens sind.

Das Sternbild Adler (AQUILA) – 31964821978

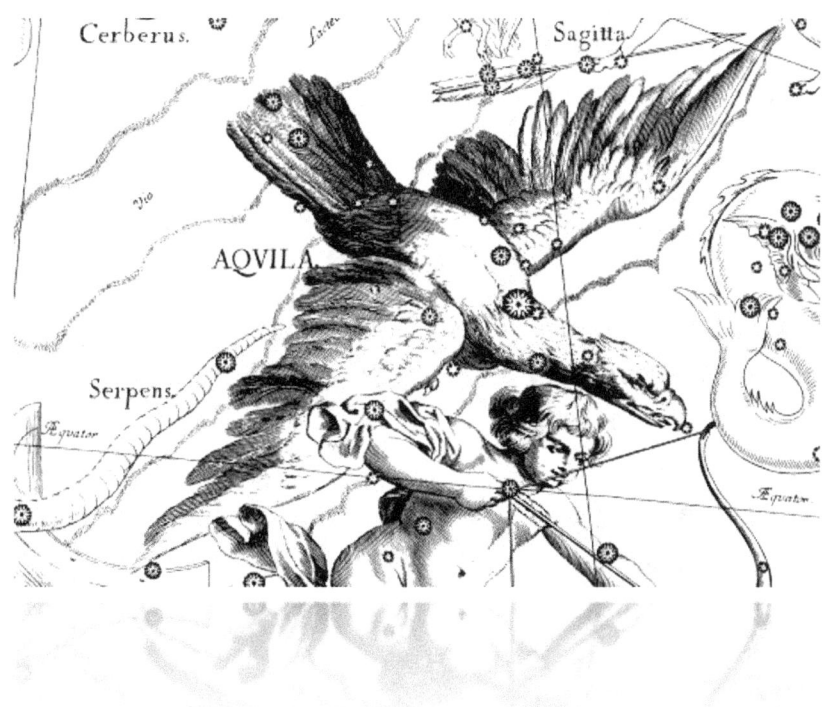

α Adler – Altair **34851421961**
β Adler – **39871249861**
γ Adler – **29871429381**

δ Adler – **31069851064**

ε Adler – **30649870841**

ζ Adler – **06489129401**

η Adler – **39064091421**

θ Adler – **09874929871**

ι Adler – **09564129506**

κ Adler – **08454129401**

λ Adler – **08569129571**

μ Adler – **31854261871**

ν Adler – **31649821647**

ξ Adler – **85421829478**

ο Adler – **21620140971**

π Adler – **89064921078**

σ Adler – **06849121874**

τ Adler – **85712926871**

υ Adler – **31831991648**

φ Adler – **08421729471**

χ Adler – **08569871428**

ψ Adler – **85439164871**

ω1 Adler – **31658049721**

ω² Adler – **01649289751**

Bei der Arbeit mit der Information, die dem Sternbild Adler entspricht, muss man die ganze unendliche Information betrachten, die rund um den Adler ist. Man kann sehen, dass das ewige Leben in der Dynamik des Adlerflugs konzentriert ist, in jeder Dynamik. Und dabei befindet sich der ganze unendliche äußere Raum in jedem dynamischen Impuls. Folglich garantiert schon die Wahrnehmung der

Dynamik das ewige Leben. Und die Dynamik zum Beispiel statischer Objekte kann man durch Überlegungen über die Gründe der Entstehung dieses Objekts, seine Entwicklung, Ziele und so weiter wahrnehmen.

Das bedeutet, in jedem Objekt kann man die dynamische Phase herausfinden.

Das Sternbild Orion (ORION) – 38064829871

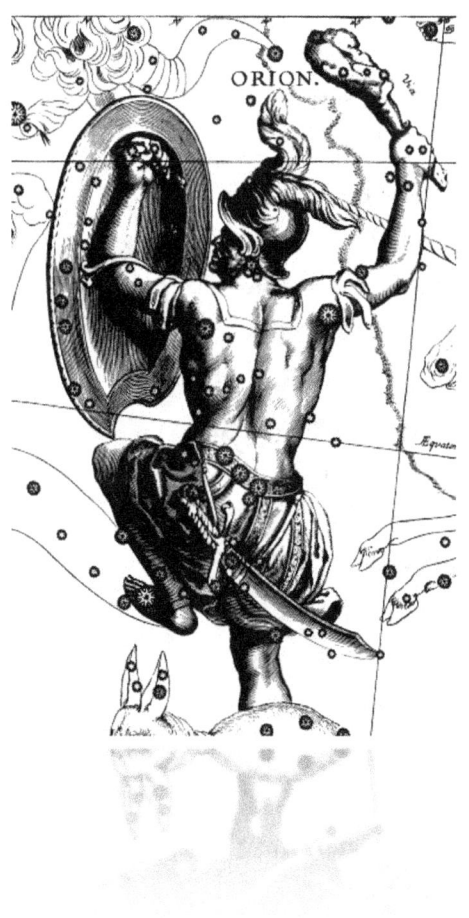

α Orion – Beteigeuze – **27149857161**
β Orion – Rigel – **60849529871**
γ Orion – Bellatrix – **63128389485**
δ Orion – Mintaka – **85749869758**
ε Orion – Alnilam – **31854101649**
ζ Orion – Alnitak A – **59871329864**
ζ Orion – Alnitak B – **31961451874**
η Orion – Algiebba – **53169489171**
θ1 Orion A – **51489359481**
θ1 Orion B – **64873129894**
θ1 Orion C – **69309429378**
θ1 Orion D – **83149600648**
θ2 Orion – **48010429478**
ι Orion – Nair al Saif – **53168389471**
κ Orion – Saif – **31849359381**
λ Orion – Meissa A – **69406879891**
λ Orion – Meissa B – **39069389061**
μ Orion – **39750498760**
ν Orion – **30649859371**
ξ Orion – **38401629478**
o Orion – **30860420871**
o1 Orion – **85064359878**
o^2 Orion – **36870129874**
π1 Orion – **06429139471**
π2 Orion – **81348121971**
π3 Orion – Tabit – **31604851691**
π4 Orion – **06874129871**

π5 Orion – **64121721871**
π6 Orion – **05614920971**
ρ Orion – **31850860971**
σ Orion A – **30140920978**
σ Orion B – **30640120871**
σ Orion C – **08454929489**
τ Orion – **85364175891**
υ Orion – Tabit – **53151484951**
φ1 Orion – Khadi Prior – **53867139864**
φ2 Orion – Khadi Posterior – **31697481959**
χ1 Orion – **30864920971**
ψ Orion – **50864720971**
ω Orion – **30684920978**

Bei der Arbeit mit den umliegenden Sternbildern, wenn sich die Konzentration eures Bewusstseins zum Beispiel im Rahmen eines Sternbilds befindet, kann man sehen, dass die inneren Verbindungen zwischen den Sternbildern besondere Gesetze haben. Wenn man diese Gesetze des Übergangs einer Information von einem Sternbild zu einem anderen studiert hat, kann man den ganzen äußeren kosmischen Raum aufbauen, das heißt, sich das ewige Leben zu sichern.

© Г. П. Грабовой, 2000

Das Sternbild Pfau (PAVO) – 31560121871

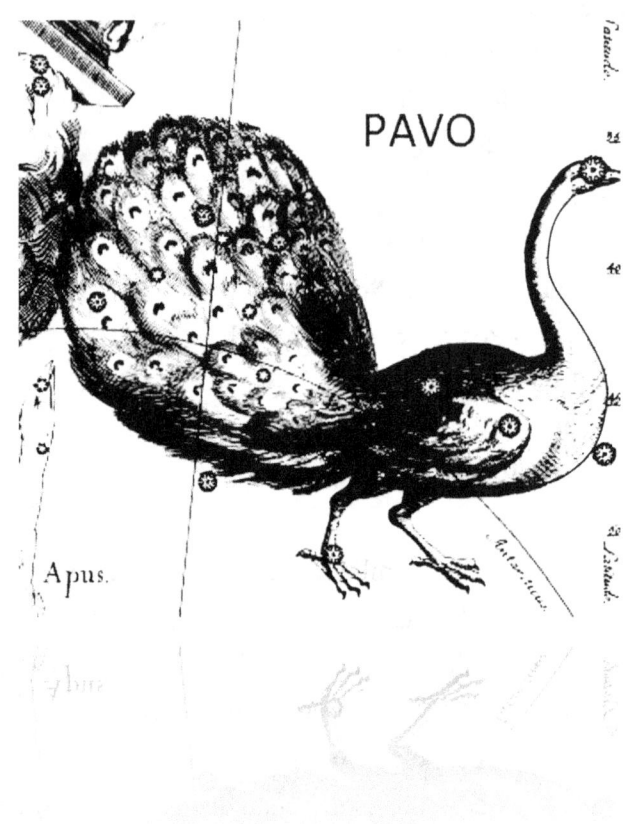

α Pfau – **36485128478**
β Pfau – **30649553171**
γ Pfau – **30849720861**
δ Pfau – **35458128471**
ε Pfau – **85473867841**
ζ Pfau – **31480659478**

η Pfau – **31560849871**
θ Pfau – **01560121978**
ι Pfau – **75436121984**
κ Pfau – **05438569878**
λ Pfau – **05874129864**
μ1 Pfau – **38573428581**
μ2 Pfau – **06849547861**
ν Pfau – **38163498416**
ξ Pfau – **85464729481**
o Pfau – **06849579861**
π Pfau – **05863129874**
ρ Pfau – **13849459861**
σ Pfau – **06129059471**
τ Pfau – **05349561978**
υ Pfau – **31485100691**
φ1 Pfau – **53974821878**
φ2 Pfau – **06138549154**
ω Pfau – **38563129837**

Im Sternbild Pfau muss man das Vorhandensein der von Gott geschaffenen allgegenwärtigen Substanz betrachten, die beobachtet und der Form nach an ein menschliches Auge erinnert. Wenn sich diese Substanz nähert, während ihr eine Form seht, ähnlich der, wie der Pfau die Federn aufstellt, erfolgt eine unerwartete oder irgendeine komplexe Vergrößerung des Umfangs der Information; dann muss man eure Tätigkeiten in Bezug auf diese Information betrachten.

Die Harmonie der Welt ist so, dass die Wechselwirkung mit dieser Information in bestimmten Prozessen synchron und zeitgleich erfolgen muss. Die Information der ewigen Entwicklung ist real in alle Strukturen der Umwelt gelegt. Deshalb ist die Synchronisation, das heißt, die Gemeinsamkeit des Ziels und die Gemeinsamkeit der Bewegung eine der Linien des ewigen Lebens, und man muss diese wahrnehmen, und man muss sie realisieren –diese Linie in der Entwicklung.

Das Sternbild Segel (VELA) – 89421931971

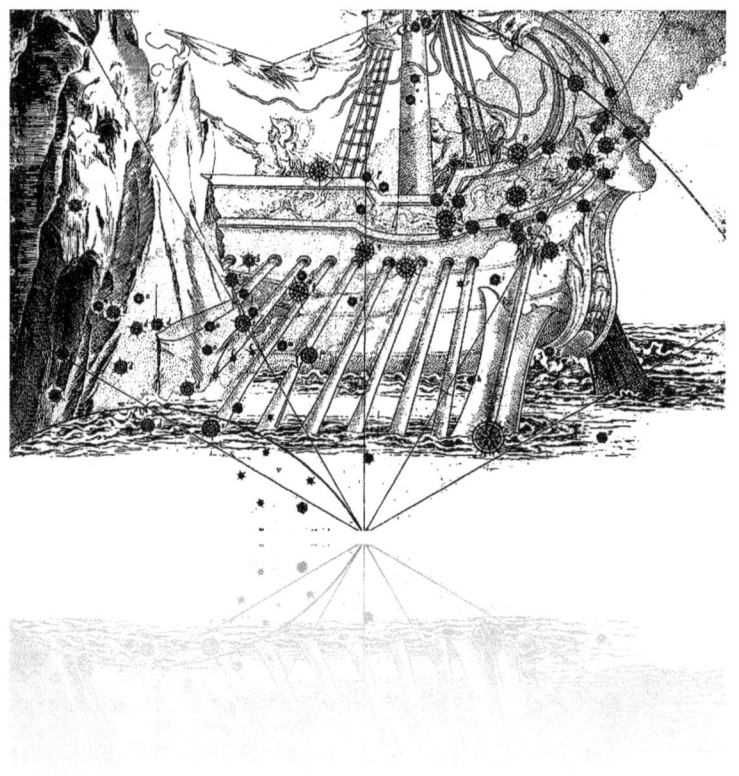

γ 1 Segel – **53484231968**
γ2 Segel – **59379429871**
δ Segel – **89419759481**
κ Segel – **95386178341**
λ Segel – **38147554961**
μ Segel – **85371649873**
o Segel – **36121897431**
φ Segel – **30149820164**
ψ Segel – **06831421871**
a Segel – **01854829874**
b Segel – **05414839878**
c Segel – **16847129849**
d Segel – **08560429571**
e Segel – **49854739861**
f Segel – **73964154971**
g Segel – **78174989161**

Wenn ihr das Sternbild Segel auf der Ebene der Wahrnehmung betrachtet, könnt ihr euch bildlich vorstellen, dass der Wind die Segel bläht und dass eine Bewegung, zum Beispiel eines Schiffs, stattfindet. Entsprechend kann man sich analog vorstellen, wie euer Bewusstsein ein Ereignis anfüllt, und wenn man sich das Ereignis als Sphäre vorstellt, das Notwendige für das ewige Leben erhält.

© Г. П. Грабовой, 2000

Das Sternbild Pegasus (PEGASUS) – 98746851973

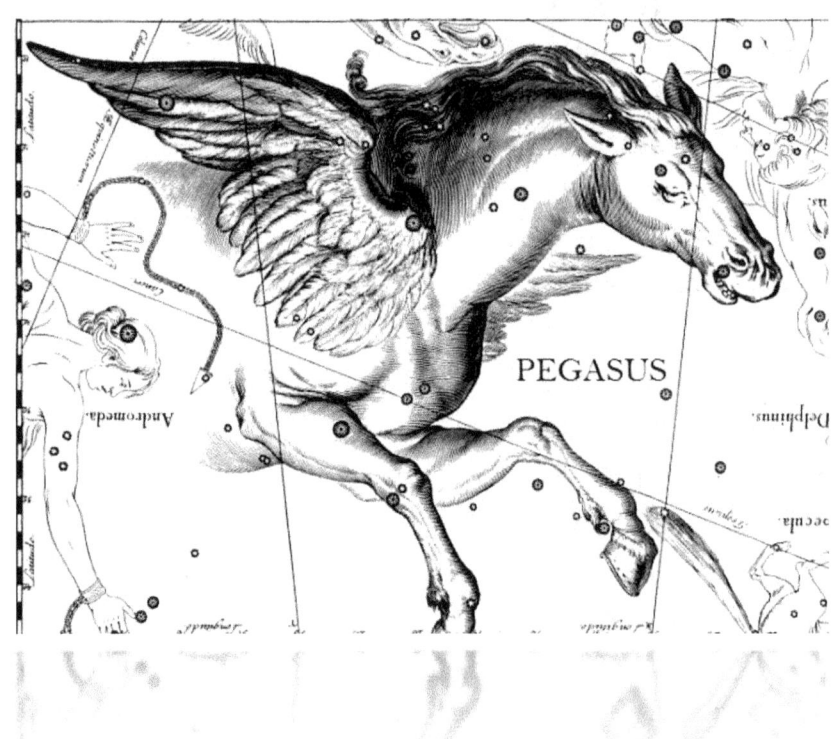

α Pegasus – **34971421961**
β Pegasus – **30975850961**

γ Pegasus – **38649721984**

Durch den Stern γ (Gamma) des Sternbilds Pegasus kann man den Prozess betrachten, wie die Materie des Weltalls geschaffen wird. Das sieht ähnlich aus wie der Prozess, wenn ein Teig angerührt wird, da entsteht eine bestimmte Bewegung der Mischung einer Schicht des Teigs mit einer anderen. Dann entsteht aus dem Teig Brot. Dieser Prozess der Schaffung des Gewebes der Materie des Weltalls erinnert an den Prozess einer Art des Backens. Auf
diese Weise kann man, wenn man das beobachtet, sehr mächtige Energiewellen für den ganzen Organismus zur Sicherung des ewigen Lebens erhalten

ε Pegasus – **51438121849**
ζ Pegasus – **83964871941**
η Pegasus – **85649721948**

Durch den Stern Eta des Sternbilds Pegasus kann man den Prozess der Wechselwirkung des Bewusstseins mit der Makrowelt betrachten. Weil das Bewusstsein auf vielen Ebenen nach dem Gesetz der Makrowelt funktioniert, kann man, wenn man die Prozesse der Bildung des Weltalls betrachtet, bestimmte Mechanismen des eigenen Denkens und des Denkens der Menschen, das auf das ewige Leben ausgerichtet ist und das ewige Leben sichert, analysieren, betrachten und schaffen. Weil die äußere kosmische Welt eine unendliche Ausdehnung hat und auch von der Zeit her – vom Beginn bis zur Unendlichkeit, unendlich ist, verwandelt sich das Anfangsniveau der Zeit in Raum. Auch hier kann man sehen, wie man durch das eigene Bewusstsein die Materie eines beliebigen schöpferischen Niveaus wiederherstellen kann.

θ Pegasus – **89464121978**

ι Pegasus – **53964879884**

κ Pegasus – **39684129871**

λ Pegasus – **39874959861**

μ Pegasus – **31628131964**

ν Pegasus – **51631859481**

ξ Pegasus – **36849589871**

o Pegasus – **39874529861**

π Pegasus – **31864871941**

π1 Pegasus – **58564129871**

ρ Pegasus – **69374184871**

σ Pegasus – **29863159861**

τ Pegasus – **89437489831**

υ Pegasus – **29838451064**

φ Pegasus – **68054929071**

χ Pegasus – **38649729749**

ψ Pegasus – **68374989371**

Im Sternbild Pegasus kann man die Struktur der inneren Welt berücksichtigen, die sich mit dem gesamten äußeren und inneren Raum eines jeden Objekts kreuzt. Dann ergibt sich, wenn man zum Beispiel eine solche Position betrachtet, wie die Geschwindigkeit der Bewegung der Information im Sternbild Pegasus, dass man das ganze Wesen eines Objekts sehen kann, einschließlich, zum Beispiel, die Objekte, die zur äußeren Natur gehören, und man kann sofort, wie auf einem Bild, wie auf einer Fotografie, seine gesamte Zukunft sehen. Und so, das ist die Hauptsache – kann man diese eigenartige

Aufnahme in die Information der Zukunft einbeziehen, als würde man das in Gedanken in die Unendlichkeit befördern, damit jedes Objekt seine ewige Struktur der Entwicklung hat. Darin besteht die Technologie der Arbeit mit dem Sternbild Pegasus.

Das Sternbild Perseus (PERSEUS) – 29639879481

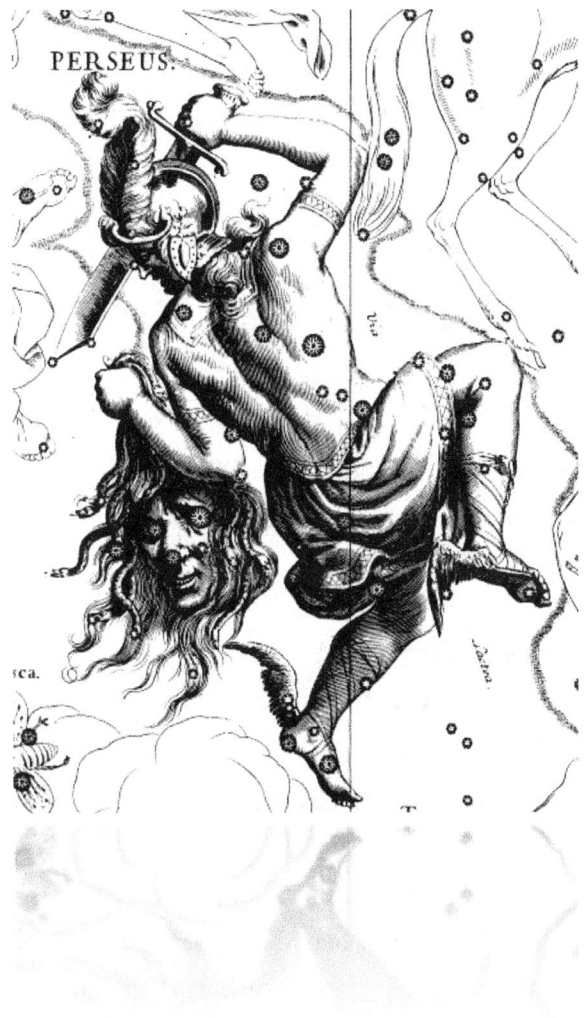

α Perseus – Algenib – **85364879381**
β Perseus – Algol – **49375869878**
γ Perseus – **43864929871**
δ Perseus – **85664121879**
ε Perseus – **36149129754**
ζ Perseus – **65874929874**
η Perseus – Miram – **38563189416**
θ Perseus – **31874589874**
ι Perseus – **31653984971**
κ Perseus – Misam – **38964721981**
λ Perseus – **85649721878**
μ Perseus – **31185069815**
ν Perseus – **85319428478**
ξ Perseus – Menkib – **39560129871**
o Perseus – Atiks – **01649721981**
π Perseus – Gorgonea Secunda – **03418500001**
ρ Perseus – Gorgonea Tertia – **39649153189**
σ Perseus – **38614096481**
τ Perseus – **06849389751**
φ Perseus – **36189426871**
χ Perseus – NGC – **37514829874**
ψ Perseus – **06849729861**
ω Perseus – Gorgonea Quarta – **31406121429**

Wenn man in seinem Bewusstsein das Sternbild Perseus betrachtet, muss man auf die Ebene der Phantasie gehen, das bedeutet, auf den Teil des Bewusstseins, der der Phantasie entspricht, und die verschiedene Dynamik der Entwicklung des Sternbilds betrachten. Wenn wir einen Menschen betrachten würden, der zum Beispiel die Charaktereigenschaften des Perseus und die Information, die dem Sternbild Perseus entspricht, hat, so, wie er sich in der physischen Realität benehmen würde. Das bedeutet, zur Phantasie überzugehen. Und dieser Übergang erfolgt über die Struktur des Körpers eines Menschen, der nach der Struktur der Tendenz einer Information handelt, die in diesen Körper gelegt wurde. So schaffen wir die Phantasie, indem wir den Körper schaffen. Und dann gibt es für den Körper nichts Irreales. Die ewige Entwicklung und damit das ewige Leben – sind eine Realität, die durch den Übergang von der Phantasie zur Wirklichkeit real das ewige Leben schafft.

Das Sternbild Ofen (FORNAX) – 38060420871

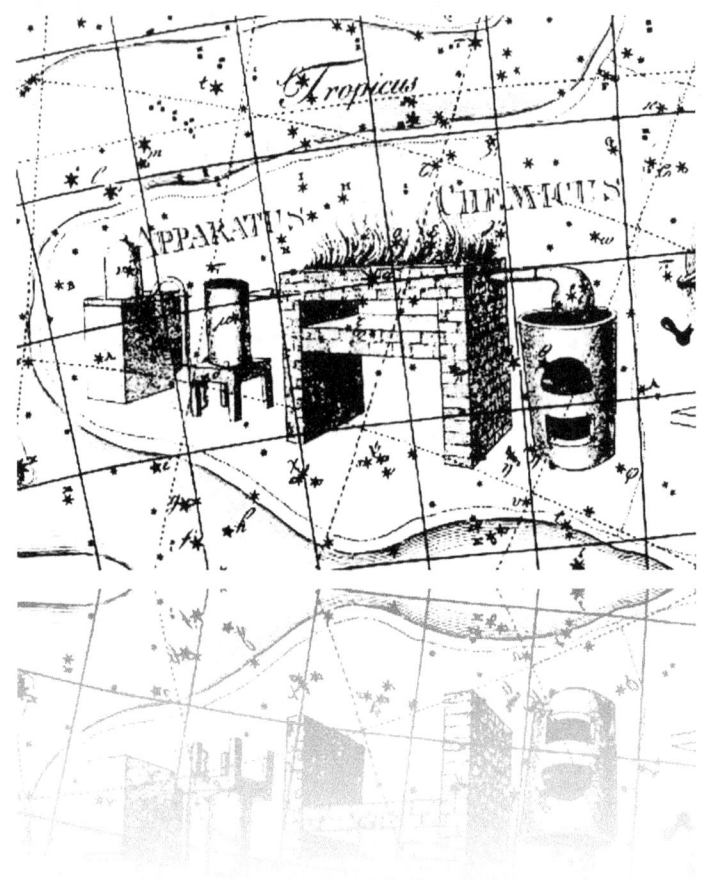

α Ofen – **85363489738**
β Ofen – **83164971984**
γ1 Ofen – **83974189838**

γ2 Ofen – **63185401983**

δ Ofen – **83154129706**

ε Ofen – **81964723918**

ζ Ofen – **31653989479**

η1 Ofen – **89374129371**

η2 Ofen – **36189429873**

η3 Ofen – **14984129471**

ι1 Ofen – **36719854861**

ι2 Ofen – **10159439871**

κ Ofen – **89389471861**

λ1 Ofen – **83571429481**

λ2 Ofen – **69131859871**

μ Ofen – **60159430171**

ν Ofen – **53860484871**

π Ofen – **38406128459**

ρ Ofen – **31631871981**

σ Ofen – **60854319874**

τ Ofen – **01937578961**

υ Ofen – **38401659871**

φ Ofen – **36109851981**

χ1 Ofen – **50864129871**

χ2 Ofen – **30754864971**

χ3 Ofen – **89354871861**

ψ Ofen – **68389451871**

ω Ofen – **36104989717**

Im Sternbild Ofen muss man die Steuerung so betrachten, dass der kollektive Begriff des Wortes „Ofen" sich auf die Wärme des Wissens im kosmischen Raum erstreckt. Wenn es die Information der Wärme des Wissens gibt, dann bedeutet das, dass sich dort das Leben richtig entwickelt.

Das Sternbild Paradiesvogel (APUS) – 53164921874

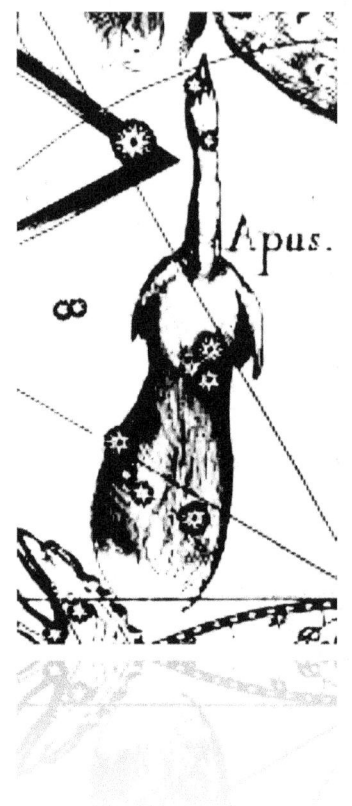

α Paradiesvogel – **31489456871**
β Paradiesvogel – **53869471838**
γ Paradiesvogel – **31689531984**

δ1 Paradiesvogel – **31649851871**
δ2 Paradiesvogel – **31901621949**
ε Paradiesvogel – **53649879651**
ζ Paradiesvogel – **54964174884**
η Paradiesvogel – **50864121874**
θ Paradiesvogel – **50860120971**
ι Paradiesvogel – **89401629471**
κ1 Paradiesvogel – **53968131784**
κ2 Paradiesvogel – **31864789871**

Im Sternbild Paradiesvogel muss man die Verbindung der Begriffe „Paradies" und „Vogel" betrachten, die Verbindung des ewigen paradiesischen Glücks mit einem Wesen, das fliegen kann. Deshalb, wenn ihr eure Phantasie, euer Bewusstsein bis zu dieser Höhe entwickelt habt, wenn das ewige Leben erreichbar ist, sichert ihr euch tatsächlich schon auf der Erde das paradiesische Leben in einem physischen Körper.

Das Sternbild Krebs (CANCER) – 53964879851

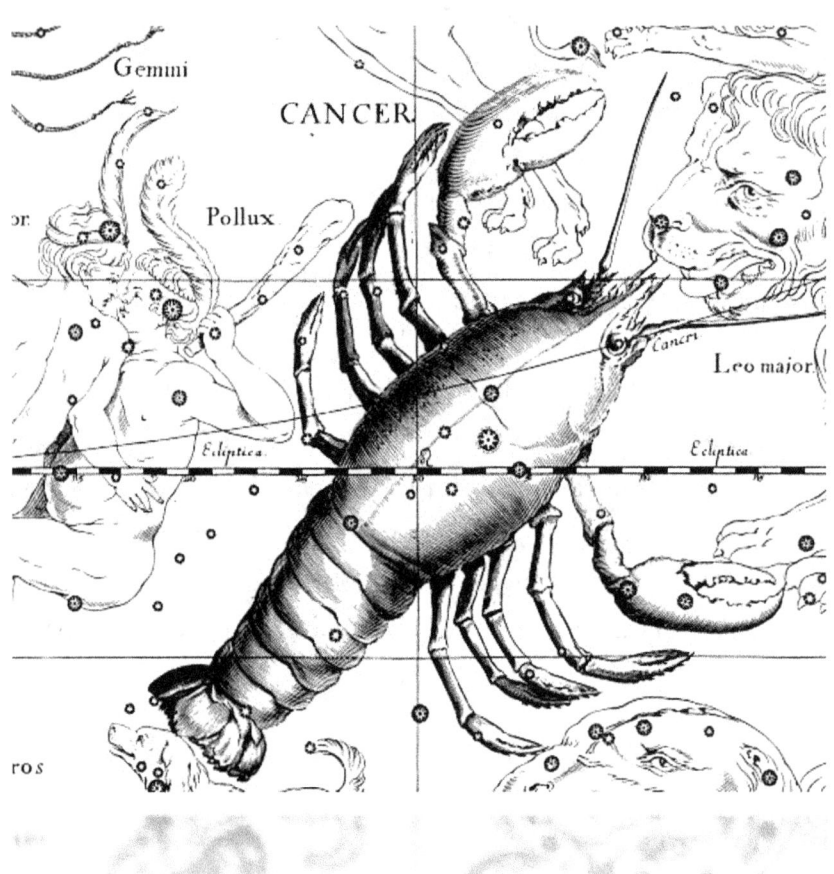

α Krebs – Acubens – **39749158164**

β Krebs – Altarf – **89384129371**

γ Krebs – Azellyus Borealis – **85960129849**

δ Krebs – Azellyus Australis – **57136489871**

ε Krebs – **31648539749**

ζ Krebs – Tegmen – **31568131978**

η Krebs – **36875428974**

θ Krebs – **58931678971**

ι Krebs – **89365429371**

κ Krebs – **31485431978**

λ Krebs – **53964729381**

μ1 Krebs – **31560121748**

μ2 Krebs – **31864351710**

ν Krebs – **36854929871**

ξ Krebs – **64971329873**

ο1 Krebs – **62834159871**

ο2 Krebs – **36484121978**

π1 Krebs – **30864859871**

π2 Krebs – **39164971964**

ρ1 Krebs – **54951659871**

ρ2 Krebs – **57861421981**

σ1 Krebs – **53864129871**

σ2 Krebs – **39867129007**

σ3 Krebs – **31480100116**

τ Krebs – **61044450878**

υ1 Krebs – **14253129871**

υ2 Krebs – **53180849888**

φ1 Krebs – **64213401648**

© Г. П. Грабовой, 2000

φ2 Krebs – **68049350648**
χ Krebs – **50484121941**
ψ1 Krebs – **81349861871**
ψ2 Krebs – **39475169871**
ω Krebs – **38964129871**

    Ihr könnt Objekte der Wirklichkeit dort betrachten, wo sie sich befinden. Aber ihr könnt auch die Information über sie betrachten. Die Auferlegung einer Information auf ein Objekt der Wirklichkeit soll das schaffen, was ihr wollt, was durch eure Willenskraft realisiert werden muss.

Das Sternbild Grabstichel (CAELUM) – 25406871958

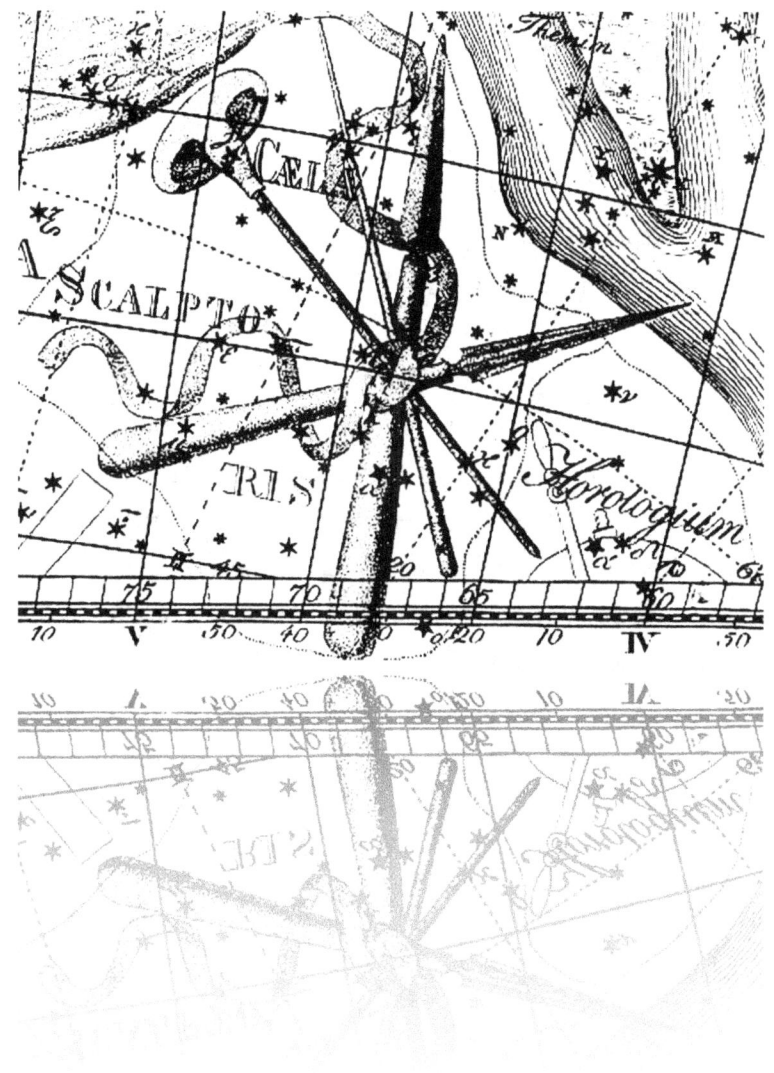

α Grabstichel – **21650121974**
β Grabstichel – **49754864871**
γ1 Grabstichel – **01700020864**
γ2 Grabstichel – **01060108974**
δ Grabstichel – **54873959878**
ζ Grabstichel – **04564971981**
λ Grabstichel – **85364789871**
ν Grabstichel – **54789421964**

Die Steuerung mit Nutzung der Information des Sternbilds Grabstichel besteht darin, dass ihr auf euch durch eine bestimmte Ebene des Raums schaut, die sowohl fern als auch nah ist. Und deshalb könnt ihr mit dem Raum variieren, das heißt, ihr könnt mit dem Bewusstsein bestimmte Gebiete der Annäherung und der Entfernung schaffen. Das erlaubt euch, euren Platz festzulegen. Das heißt, ihr könnt durch dieses Sternbild den Ort genau bestimmen und als Ableitung des Ortes – die Zeit. So könnt ihr genau und konkret die Ereignisse des ewigen Lebens aufbauen.

Das Sternbild Fische (PISCES) – 01683121971

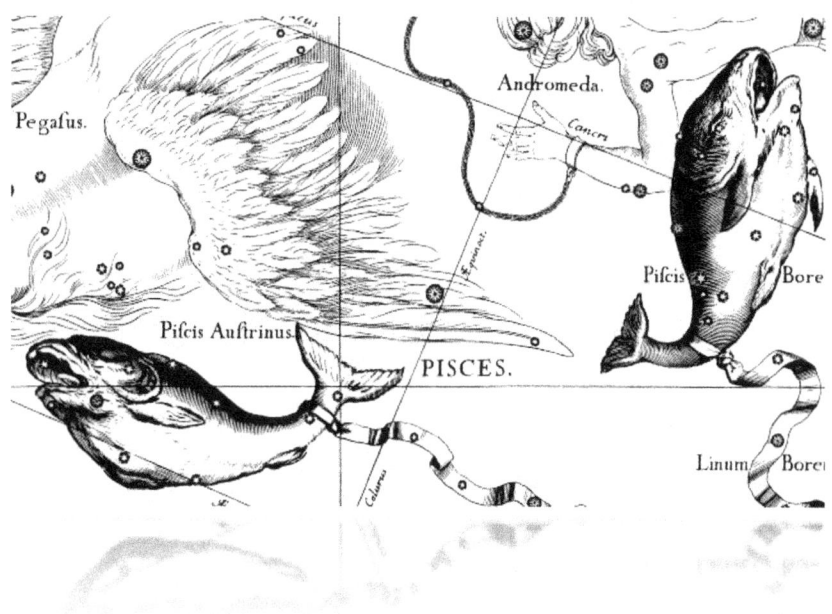

α Fische – Alrisha – **53968198971**

β Fische – Fum al Samaka – **72874129861**

γ Fische – **50648929871**

δ Fische – **58931659871**

ε Fische – **01401589808**

ζ Fische – **53968129878**

η Fische – **09610129649**

θ Fische – **85310649874**

ι Fische – **38153129161**

κ Fische – **01428560841**

λ Fische – **83431851968**

μ Fische – **31601851647**

ν Fische – **31501621949**

ξ Fische – **53804629871**

o Fische – Torkularis Septentrionalis – **31549389374**

π Fische – **18564729809**

ρ Fische – **31850121964**

σ Fische – **80164921851**

τ Fische – **08560121973**

υ Fische – **58049004068**

φ Fische – **13401559748**

χ Fische – **13483185161**

ψ1 Fische – **53489410808**

ψ2 Fische – **30416489748**

ψ3 Fische – **31861421871**

ω Fische – **08801421905**

Wenn man das Sternbild Fische als Struktur einer Matrjoschka betrachtet, zum Beispiel, Fisch im Fisch, – so eine Technologie der Erkenntnis ist hier anwendbar, weil es hier so ein Element gibt, dass ein Fisch einen anderen verschluckt, – hier ist es wichtig, die Ebene der Information zu betrachten, auf der der Fisch, der sich in einem Fisch befindet, in Wirklichkeit ist und den äußeren Fisch erschafft.

Dann verwirklicht sich das Gesetz, das ihr selbst zur Realisierung bringen könnt, dass keine Zerstörung eines Wesens durch ein anderes vor sich geht, weil das andere Wesen mit dem ersten direkt verbunden ist. Wenn ihr dieses Entwicklungsgesetz erkannt habt, könnt ihr sehen, dass es möglich ist, eine Welt zu schaffen, wenn es keine gegenseitigen Zerstörungen gibt. Und das ist der konkrete Weg in das ewige Leben, in die ewige Entwicklung.

Das Sternbild Luchs (LYNX) – 51891421764

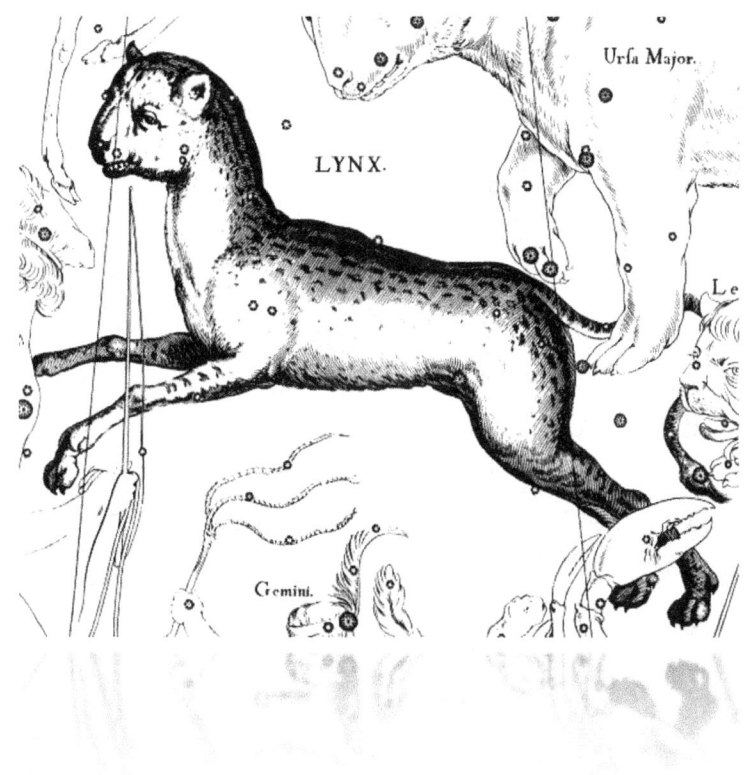

α   Luchs – **59164891749**
к   Luchs – **58121431721**
1   Luchs – **31964851961**
2   Luchs – **31671921848**
3   Luchs – **31841951681**
4   Luchs – **53149861971**
5   Luchs – **49351681871**
6   Luchs – **89431729471**
7   Luchs – **59864129871**
8   Luchs – **39161871981**
11 Luchs – **59864191871**
12 Luchs -**31621871891**
13 Luchs – **51964894871**
14 Luchs – **31681421978**
15 Luchs – **89431851861**
16 Luchs – **89571421978**
17 Luchs – **49874129871**
18 Luchs – **31984971981**
19 Luchs – **89431629481**
20 Luchs – **39864879871**
21 Luchs – **69431721981**
22 Luchs – **69874851981**
23 Luchs – **39481729481**
24 Luchs – **49759139781**
25 Luchs – **69871429871**
26 Luchs – **95989139871**
27 Luchs – **89451421989**
28 Luchs – **31489451961**

Ihr könnt das Sternbild Luchs weit weg von euch am konkreten physischen Ort vom Planeten Erde aus sehen und ihr könnt den Raum bis zu dem Sternbild sehen. Wenn ihr zum Beispiel auf den Sprung des Luchses achtet, dann ist hier die Schnelligkeit zu sehen, die Bestimmtheit bei der Erreichung des Ziels und die Bewegung, sowohl die vertikale wie auch die horizontale. Deshalb, wenn ihr verschiedene Bewegungen verschiedener Elemente der Information verbindet, könnt ihr die Steuerung der ewigen Entwicklung, des ewigen Lebens einfach dadurch erhalten, dass ihr die Bewegungen der Information beobachtet.

Das Sternbild Nördliche Krone (CORONA BOREALIS) – 59864131981

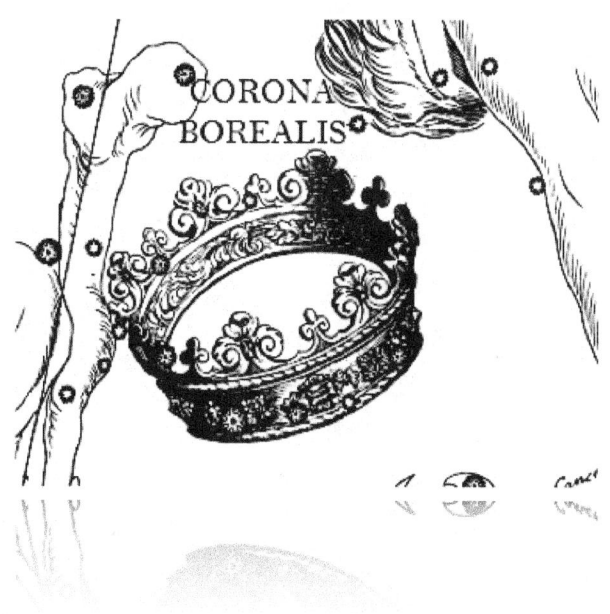

α Nördliche Krone – **31867121898**
β Nördliche Krone – **31864720188**
γ Nördliche Krone – **01979120964**
δ Nördliche Krone – **59489139471**
ε Nördliche Krone – **39874859819**
ζ Nördliche Krone – **38451431721**
η Nördliche Krone – **69874859481**
θ Nördliche Krone – **58964978948**
ι Nördliche Krone – **38516439718**
κ Nördliche Krone – **59314898471**
λ Nördliche Krone – **89459139481**
μ Nördliche Krone – **38964129871**
ν Nördliche Krone – **39459869471**
ξ Nördliche Krone – **53184929164**
ο Nördliche Krone – **53978498981**
π Nördliche Krone – **31480841961**
ρ Nördliche Krone – **85964879841**
σ Nördliche Krone – **59431629481**
τ Nördliche Krone – **39868189871**
υ Nördliche Krone – **89469729851**
φ Nördliche Krone – **31689421751**
χ Nördliche Krone – **58964729871**
ψ Nördliche Krone – **39160129154**
ω Nördliche Krone – **31084920964**

Man kann die Steuerung hier so betrachten, dass das Wort Krone selbst in seiner üblichen Bedeutung die steuernden Konturen gibt. Durch diese Konturen kann man die Steuerung in Richtung der ewigen Entwicklung dadurch erreichen, dass die Richtung der ewigen Entwicklung für euch und für alle zu einem bestimmten Zeitpunkt erreichbar ist, das bedeutet, gleichzeitig für alle wie auch individuell, zum Beispiel für euch, für einige Menschen, dann schon für alle. Wobei alle – eine weitere solche Steuerung – wenn das gewünscht wird, das zu verschiedenen Zeiten erreichen, oder zum Beispiel in einem zusammengefassten Zeitraum, zum Beispiel im Laufe eines Tages. Die Möglichkeit der Erreichung des ewigen Lebens durch alle im Laufe eines Tages, zeugt davon, dass die Zeit im Allgemeinen unter dem Gesichtspunkt, dass man das ewige Leben in einer konkreten Zeit an einem konkreten Ort genau garantieren kann, steuerbar ist.

Das Sternbild Sextant (SEXTANS) – 51721968431

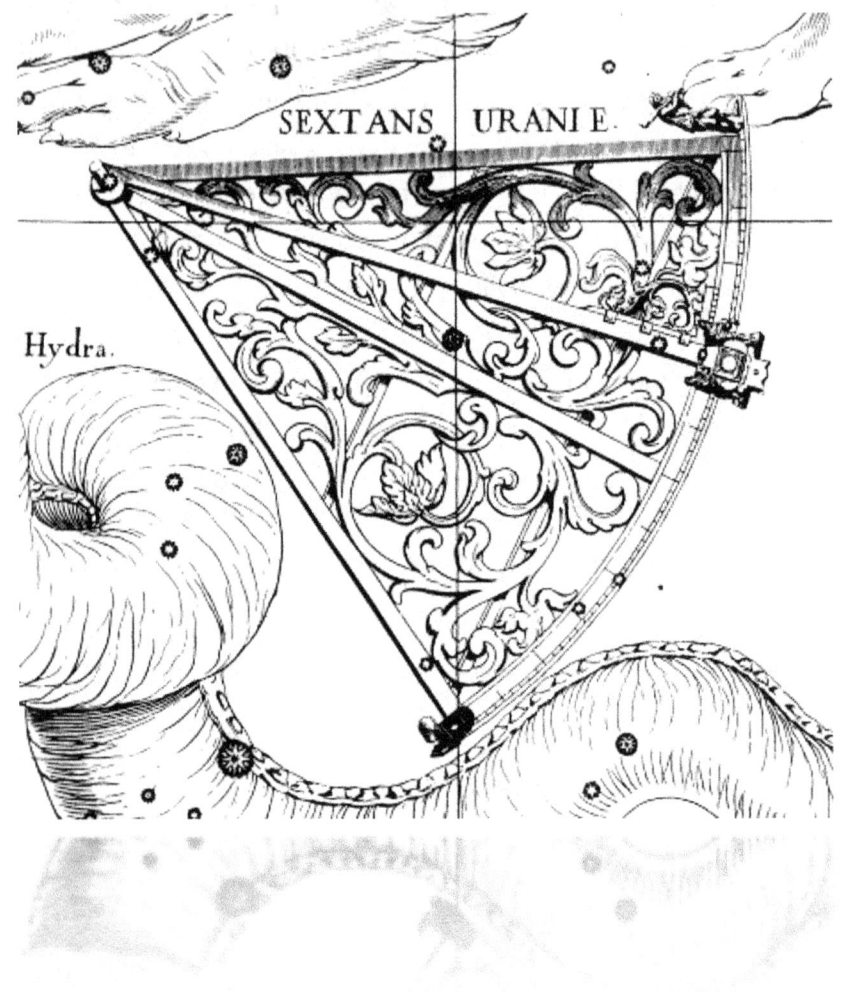

α	Sextant –	**19873129841**
β	Sextant –	**13849529871**
γ	Sextant –	**39489159471**
δ	Sextant –	**54964729871**
ε	Sextant –	**39468129478**
4	Sextant –	**13968459871**
6	Sextant –	**36873184981**
7	Sextant –	**31049529064**
9	Sextant –	**37948129874**
12	Sextant –	**31081921964**
13	Sextant –	**84831729861**
14	Sextant –	**30489451973**
17	Sextant –	**89453129478**
18	Sextant –	**39060129481**
19	Sextant –	**30950190961**
20	Sextant –	**59430629751**
21	Sextant –	**37489431691**
23	Sextant –	**34851921864**
25	Sextant –	**36849879151**
26	Sextant –	**30189420169**
27	Sextant –	**30984920961**
31	Sextant –	**38401628471**
33	Sextant –	**30754920981**
34	Sextant –	**50474850961**
35	Sextant –	**70939759861**
36	Sextant –	**89439871964**
40	Sextant –	**39861021749**
41	Sextant –	**31650481697**

© Г. П. Грабовой, 2000

Wenn ihr die Steuerung betrachtet, die in euch vor sich geht, das heißt, zum Beispiel in euren inneren physiologischen Systemen und dabei die ganze äußere Welt, den kosmischen Raum als System betrachtet, in dem ihr auf allen Ebenen in Wechselwirkung steht, dann kann man hier sehen, dass, je tiefer, weiter und schneller ihr den kosmischen Raum studiert, zum Beispiel durch euren Gedanken, desto widerstandsfähiger gegenüber allen künftigen Ereignissen wird euer Organismus, euer persönliches Niveau.

Das Sternbild Netz (RETICULUM) – 38964729718

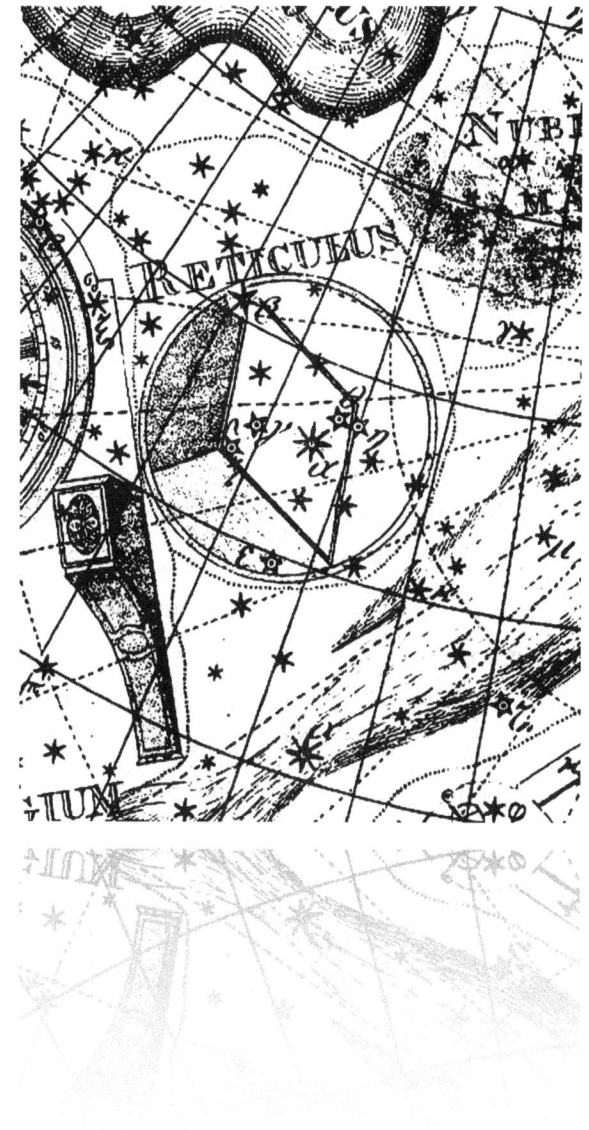

α Netz – **59484975164**
β Netz – **31784721964**
γ Netz – **39878429861**
δ Netz – **35149789164**
ε Netz – **89354121978**
ζ_1 Netz – **53489429758**
ζ_2 Netz – **36871859861**
η Netz – **36184926171**
θ Netz – **39867429894**
ι Netz – **39564897891**
κ Netz – **89429851961**

Eingestellt auf den Erhalt des Netzprinzips der Steuerung, wenn die Information auf Segmente verteilt ist und man sie nur in jedem Segment steuern kann, könnt ihr sehen, dass die Steuerung insgesamt in einiger Entfernung vom ersten Abschnitt der Steuerung komplexer verläuft. So, als ob sie gleichzeitig zu allen Ereignissen verläuft. Deshalb kann man hier eine eigene Handschrift der Steuerung entwickeln, wenn ihr alles gleichzeitig steuert.

Das Sternbild Skorpion (SCORPIUS) – 89564128889

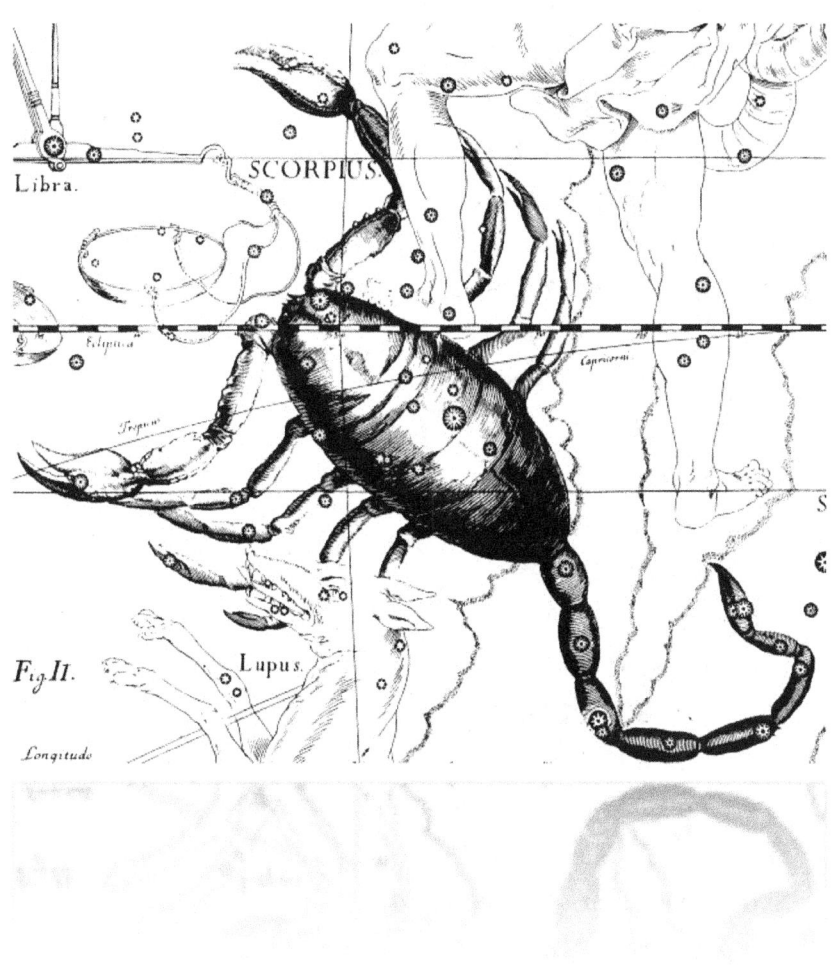

α Skorpion – Antares – **31968121908**

β Skorpion – Akrab – **48148919871**

δ Skorpion – Dshubba – **51961421981**

ε Skorpion – **23964859871**

ζ1 Skorpion – **31968421863**

ζ2 Skorpion – **34975188961**

η Skorpion – **10994128964**

θ Skorpion – Sargas – **29164894971**

ι1 Skorpion – **54968129871**

ι2 Skorpion – **39458129471**

κ Skorpion – **34961729851**

λ Skorpion – Shaula – **89461521849**

μ1 Skorpion – **38121964971**

μ2 Skorpion – **39484121848**

ν Skorpion – **29871489871**

ξ Skorpion – **31486101988**

o Skorpion – **39468197821**

π Skorpion – **39860129649**

ρ Skorpion – **80421960129**

σ Skorpion – Al Ninat – **80960129981**

τ Skorpion – Al Ninat – **31649874981**

υ Skorpion – Lezat – **89916830891**

χ Skorpion – **04989121888**

ψ Skorpion – **81049131904**

ω1 Skorpion – **89101650955**

ω2 Skorpion – **52501698988**

b Skorpion – **31968121849**

c1 Skorpion – **89961888819**

c2 Skorpion – **89864196871**
d   Skorpion – **66863129871**
i   Skorpion – **31849121878**
k   Skorpion – **39460129151**
A   Skorpion – **39485129749**
Q   Skorpion – **89361529481**
3   Skorpion – **68971421989**
4   Skorpion – **31729421981**
11 Skorpion – **39864154971**
16 Skorpion – **49121920148**
18   Skorpion – **31721421981**
25   Skorpion – **39834121949**
27   Skorpion – **34989121941**

Wenn ihr euch auf den Schwanz des Skorpions konzentriert, seht ihr, wie ein physischer Körper auf der Grundlage der völligen Einheit mit seiner Seele ewig zu machen ist. Im Sternbild Skorpion kann man die Sphäre seines Denkens so anordnen, dass ein Gedanke nach dem anderen kommt – ihr könnt ihre Entstehung verfolgen, – und dabei füllt ein Gedanke den anderen Gedanken mit einem qualitativ höheren und intensiveren Niveau und umgekehrt. Die Gedanken entwickeln sich selbständig wechselseitig, was das Niveau der ewigen Entwicklung genügend optimal macht und das ewige Leben wird erreichbar einfach durch den Auftrag zur Optimierung der Entwicklung.

© Г. П. Грабовой, 2000

Das Sternbild Bildhauer (SCULPTOR) – 31849851971

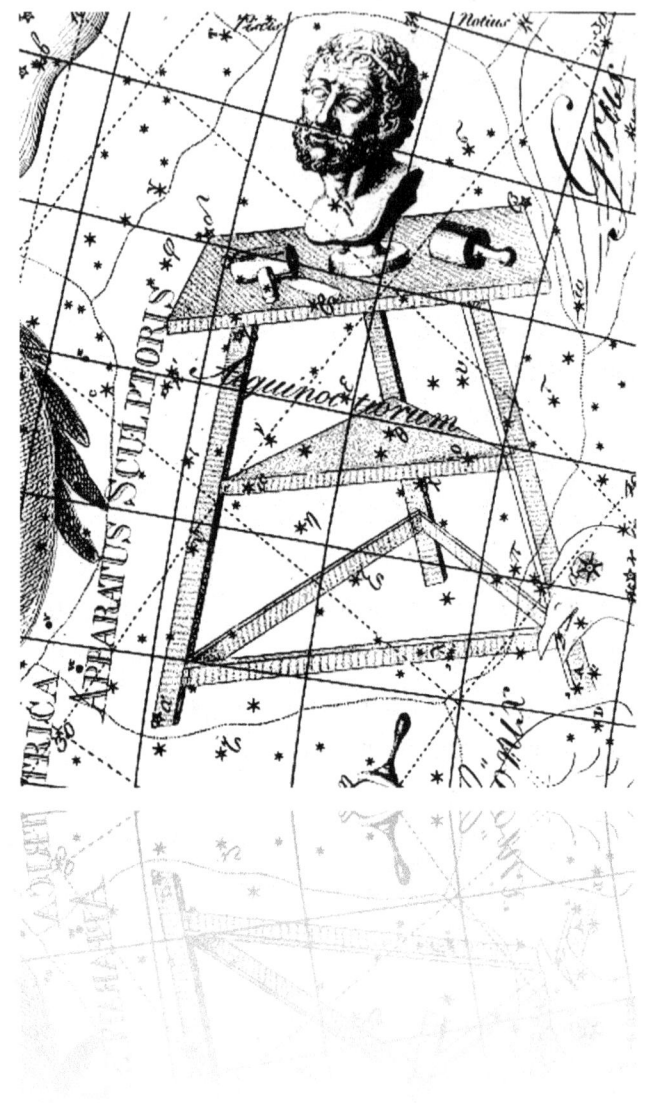

α Bildhauer – **49754951849**
β Bildhauer – **31864121984**
γ Bildhauer – **39189459171**
δ Bildhauer – **39864879871**
ε Bildhauer – **39481429871**
ζ Bildhauer – **39164901981**
η Bildhauer – **89431729488**
θ Bildhauer – **39873189864**
ι Bildhauer – **39854979861**
κ1 Bildhauer – **29489129871**
κ2 Bildhauer – **21731981949**
λ1 Bildhauer – **48971428961**
λ2 Bildhauer – **49384129371**
μ Bildhauer – **48121968171**
ξ Bildhauer – **31964181951**
π Bildhauer – **51489421971**
σ Bildhauer – **54981931964**
τ Bildhauer – **89567129871**

Ihr könnt sehen, wie die Information in den fernen Bereichen der Realität durch euer Bewusstsein wiederhergestellt wird, dabei könnt ihr durch das Bewusstsein alles, was euch mit dieser fernen Information verbindet bauen. Der Zeitraum, der zwischen euch und der fernen Information liegt, seid ihr selbst.

© Г. П. Грабовой, 2000

Das Sternbild Tafelberg (MENSA) – 51964821971

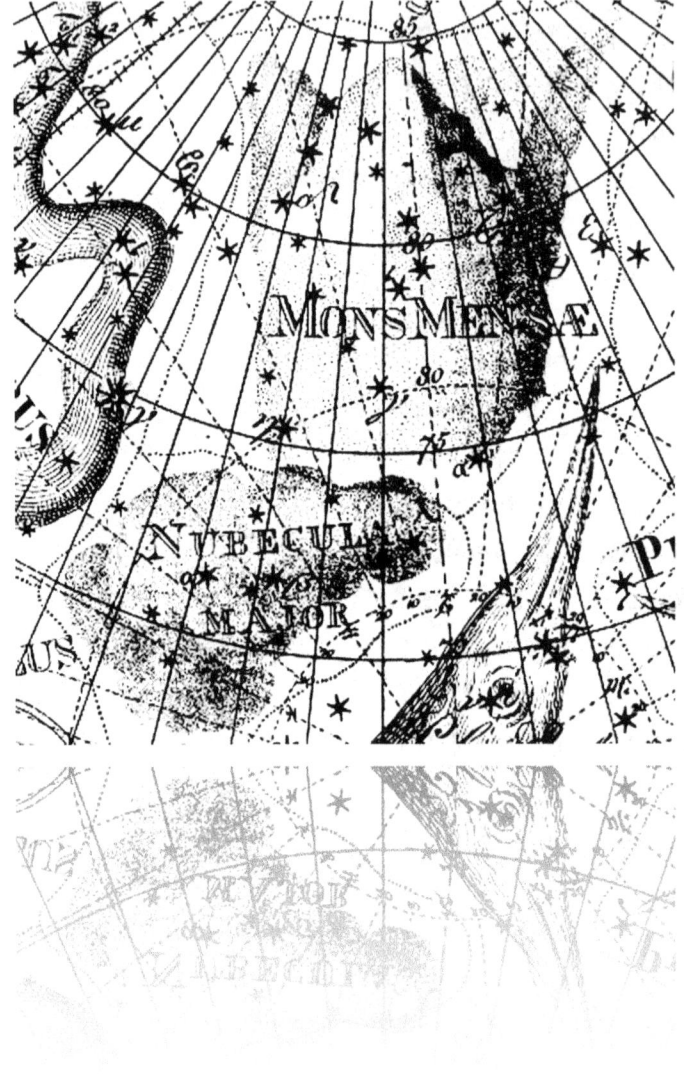

α Tafelberg – **89451721964**
β Tafelberg – **31964821971**
γ Tafelberg – **59436121978**
δ Tafelberg – **54864921971**
ε Tafelberg – **69439129471**
ζ Tafelberg – **31489121964**
η Tafelberg – **59489169471**
θ Tafelberg – **59868129871**
ι Tafelberg – **59164129178**
κ Tafelberg – **59869759721**
λ Tafelberg – **81964721989**
μ Tafelberg – **31654821974**
ν Tafelberg – **38965128971**
ξ Tafelberg – **58164929171**
π Tafelberg – **89164121981**

Wenn ihr die Erde, umgeben von verschiedenen Informationssystemen, unterschiedlicher physischer Realität, wie ein euch fernes System seht, befindet ihr euch auf dieser Erde, unabhängig davon, was ihr von ihr denkt. Deshalb ist euch das ewige Leben auf einem bestimmten Niveau garantiert, unabhängig von Überlegungen, hier ist es wichtig, nicht das zu verneinen, was schon da ist.

© Г. П. Грабовой, 2000

Das Sternbild Pfeil (SAGITTA) – 31684951971

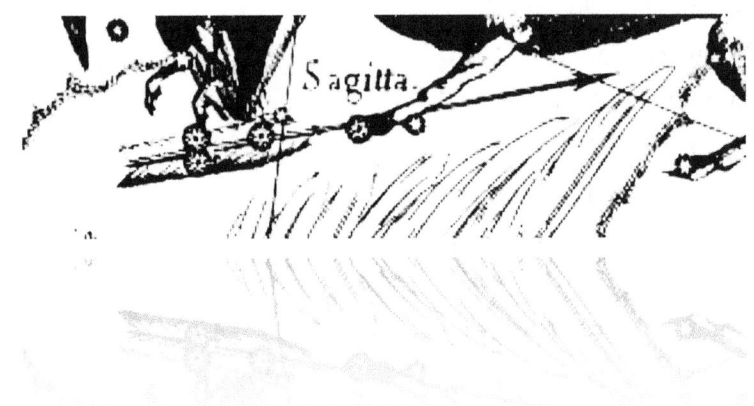

α Pfeil – Sham – **61871421894**
β Pfeil – **31684921981**
γ Pfeil – **58514989748**
δ Pfeil – **84961751971**
ε Pfeil – **38964854976**
ζ Pfeil – **53864129871**
η Pfeil – **89459139471**
θ Pfeil – **84975139861**
1   Pfeil – **59868121978**
2   Pfeil – **64971429871**
3   Pfeil – **89864351979**
9   Pfeil – **68139689871**
10 Pfeil – **59431729488**
11 Pfeil – **36874126891**
13 Pfeil – **54879389876**

15 Pfeil – **98168439871**
18 Pfeil – **61971851971**

Ihr könnt mit dem inneren Auge ein schnell fliegendes Objekt sehen, wobei, wenn man das mit dem physischen Sehen vereinigt, das physische Sehen nicht immer auf die Bewegung eines Objekts reagieren kann, besonders, wenn es weit weg ist. Wenn ihr die Steuerung zur Betrachtung dessen anwendet, was ihr mit dem physischen Sehen gesehen habt, dann könnt ihr jeden beliebigen Prozess einer Bewegung untersuchen, entweder den Prozess der Dynamik durch die Organe des physischen Sehens, durch die Organe, die die Gedanken reproduzieren, durch die Struktur eures Denkens. Das bedeutet, man kann praktisch tatsächlich die absolute Sicherheit des ewigen Lebens und der ewigen Entwicklung schaffenv

Das Sternbild Schütze (SAGITTARIUS) – 59164129178

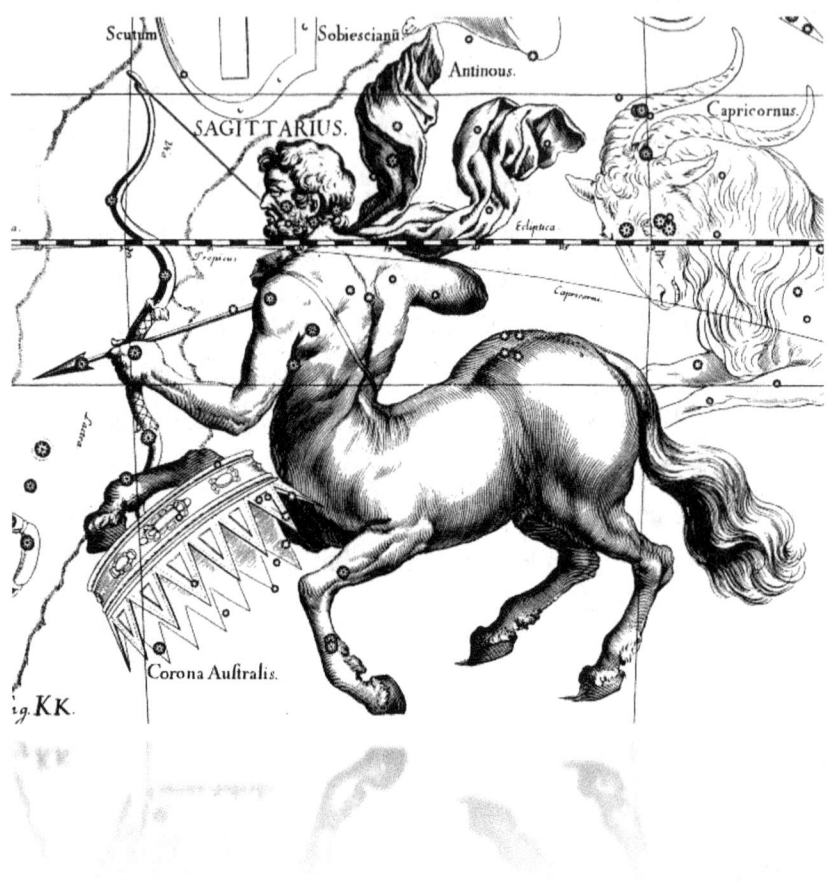

α Schütze – Rukbat – **51854121864**

β1 Schütze – Arkab Prior – **31849121871**

β2 Schütze – Arkab Posterior – **64874921968**

γ1 Schütze – **89864188198**
γ2 Schütze – Alnasl **64974101694**
δ Schütze – Medius – **01938129871**
ε Schütze – Kaus Australis – **69437864891**
ζ Schütze – Astsella – **89864121971**
η Schütze – **89864891978**
θ1 Schütze – **51968121978**
θ2 Schütze – **51964831871**
ι Schütze – **51871421871**
κ1 Schütze – **54961981971**
κ2 Schütze – **39864129751**
λ Schütze – Kaus Borealis – **84951721961**
μ Schütze – **31481961971**
ν1 Schütze – Ain al Rami – **31651931971**
ν2 Schütze – **59864971981**
ξ1 Schütze – **79481329421**
ξ2 Schütze – **61974851971**
ο Schütze – **51864121971**
π Schütze – **81941851961**
ρ1 Schütze – **59458129471**
ρ2 Schütze – **49864129871**
σ Schütze – Nuns – **59164829171**
τ Schütze – **59864829871**
υ Schütze – **31649821721**
φ Schütze – **47984121961**
χ1 Schütze – **59431729481**
χ2 Schütze – **21864821971**
χ3 Schütze – **58964728971**

© Г. П. Грабовой, 2000

ψ Schütze – **31864721849**

ω Schütze – **38649128971**

Wenn ihr seht, dass das Licht von einem Stern die Dynamik annimmt, als ob sich der Stern bewegt, dann könnt ihr auch innerlich das Bewegungssystem des Sterns in eurer Wahrnehmung anhalten und sehen, dass es durch die Struktur der Entwicklung des Bewusstseins über die Steuerung von Makroobjekten möglich ist, die Steuerung zur Vergrößerung der Kraftsysteme der Seele zu schaffen. Und wenn ihr dieses System weiter entwickelt, könnt ihr zur Struktur der Schaffung der Seele kommen und sehen, dass die Seele schon im Moment der Schaffung alles über euch weiß, und über ihre unendliche ewige Zukunft, und folglich auch über den ewigen physischen Körper. Deshalb wendet euch an die Seele, und ihr werdet die Ewigkeit der Entwicklung von euch und eurer Umgebung sehen und wie man den Körper ewig macht.

Das Sternbild Fernrohr (TELESCOPIUM) – 51961421971

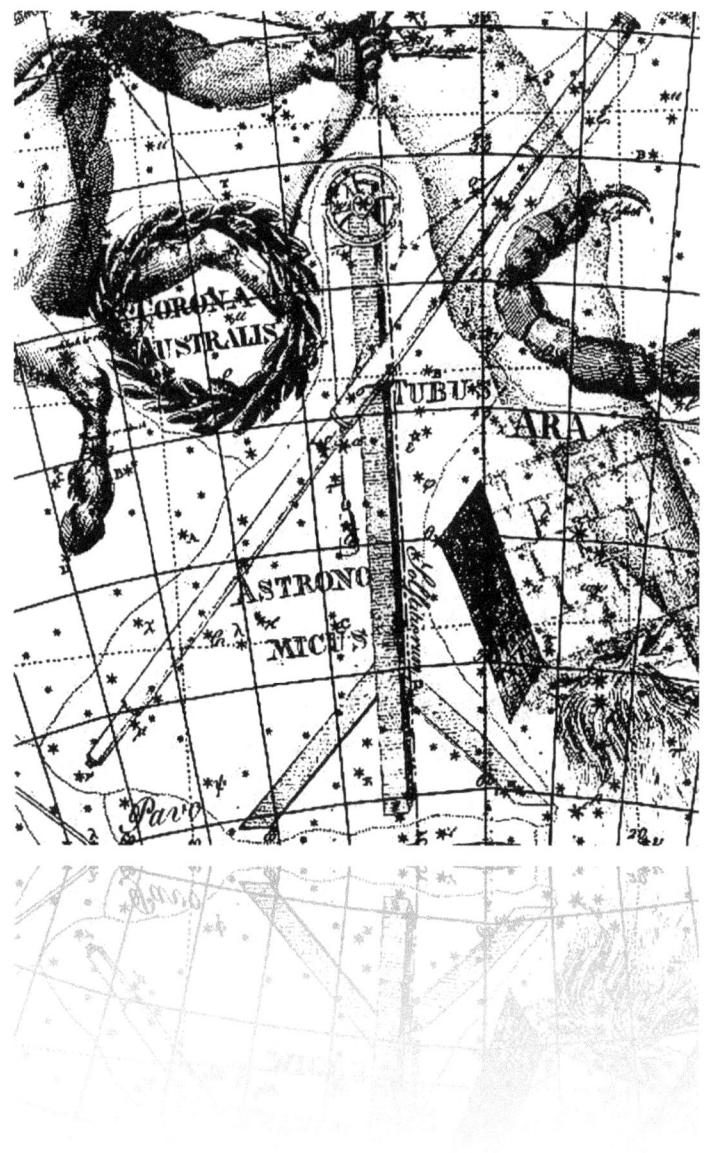

© Г. П. Грабовой, 2000

α Fernrohr – **51489121481**

δ1 Fernrohr – **59874851961**

δ2 Fernrohr – **31964821971**

ε Fernrohr – **31654981971**

ζ Fernrohr – **39874921981**

η Fernrohr – **31684121749**

ι Fernrohr – **51484191471**

κ Fernrohr – **21971421864**

λ Fernrohr – **29864829171**

μ Fernrohr – **39864879871**

ν Fernrohr – **29131869181**

ξ Fernrohr – **54964829871**

ρ Fernrohr – **23149128971**

Wenn ihr etwas in eurem Bewusstsein vergrößern, heranziehen und näher betrachten wollt, müsst ihr verstehen, dass ihr euch in diesem Moment mit eurem Bewusstsein von etwas entfernt. Deshalb macht euer Bewusstsein gleichförmig und wählt schon in einem gleichförmigen Niveau das aus, was ihr untersuchen wollt. Das wird das ewige Leben auf einem bestimmten, logisch begründeten Niveau begünstigen.

Das Sternbild Stier (TAURUS) – 69131851978

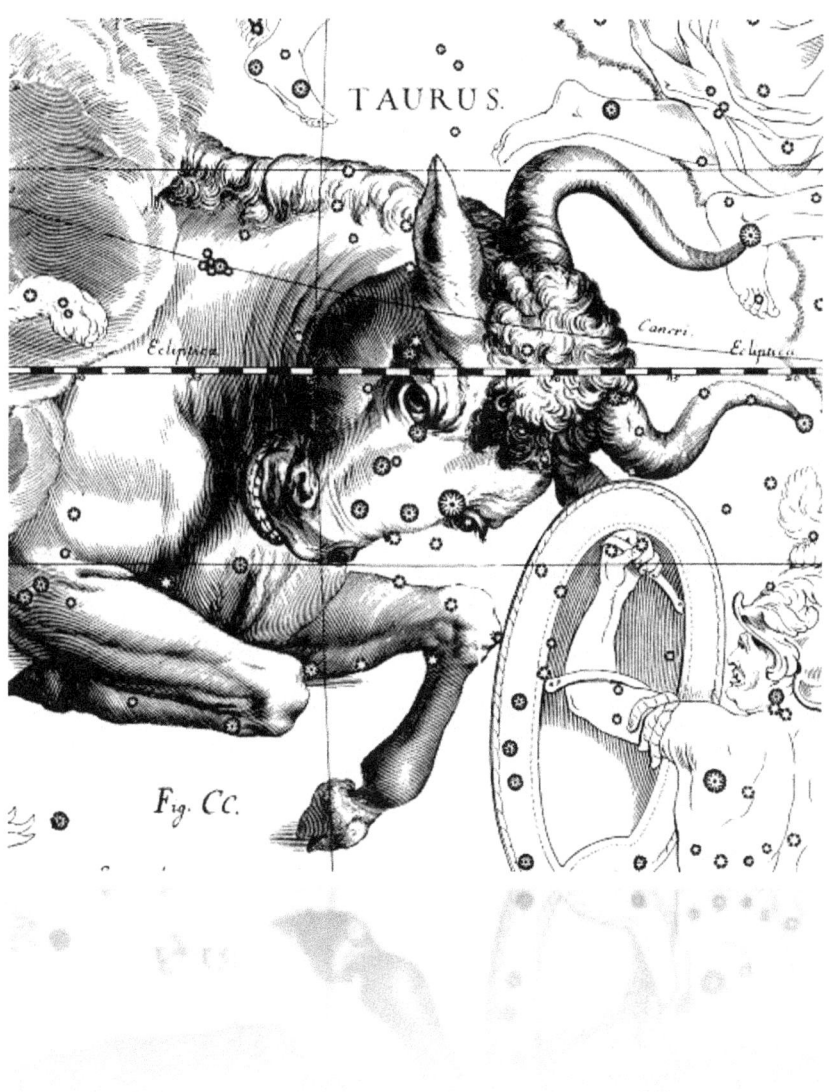

α   Stier – Aldebaran – **51939121984**
β   Stier – Nath – **31651831971**
γ   Stier – Hyadum I – **81964821971**
δ1 Stier – Hyadum II - **51964989481**
δ2 Stier – **31964831871**
δ3 Stier – Kleeya – **81354931971**
ε   Stier – Ain – **53164821971**
ζ   Stier – Al Hecca – **81964121971**
η   Stier – Alcyone A – **51964281949**
η   Stier – Alcyone B – **51481951979**
θ1 Stier – **51261421971**
θ2 Stier – **51381971341**
ι   Stier – **59864129871**
κ1 Stier – **31974829871**
κ2 Stier – **31964921971**
λ   Stier – **81939861971**
μ   Stier – **53489121964**
ν   Stier – **31754921781**
ξ   Stier – **49864129871**
o   Stier – **31989121964**
π   Stier – **31758121968**
ρ   Stier – **49381429371**
σ1 Stier – **49854129871**
σ2 Stier – **31964821971**
τ   Stier – **29873149881**
υ   Stier – **31648951671**
φ   Stier – **38901629880**
χ   Stier – **36949127981**

ψ Stier – **89864128971**

ω Stier – **19431629471**

Wenn ihr in die Unendlichkeit schaut, zum Beispiel mit dem physischen Sehen, dann seht ihr den Horizont. Aber wenn ihr durch das Bewusstsein in die Unendlichkeit schaut, dann seht ihr euren sich dort schon befindenden Geist und seht, dass die Seele den Ort eures geistigen Impulses bestimmt hat. Folglich seid ihr schon unendlich, weil ihr euch damit befasst habt, in die Unendlichkeit zu schauen, und damit habt ihr euch schon das ewige Leben in euren Vorhaben gesichert.

Das Sternbild Dreieck (TRIANGULUM) – 51874851961

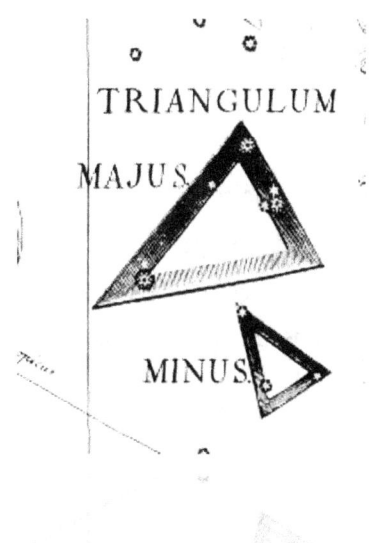

α Dreieck – **39874929871**
β Dreieck – **41049589064**
γ Dreieck – **51739121849**
δ Dreieck – **58431851971**
ε Dreieck – **64874129858**
χ Dreieck – **54854129831**
5 Dreieck – **68437129481**
6 Dreieck – **71984921851**
7 Dreieck – **54981731961**
10 Dreieck – **53189169171**
11 Dreieck – **19481851961**
12 Dreieck – **70148950164**
13 Dreieck – **90754920961**
14 Dreieck – **80849121978**
15 Dreieck – **60149121978**

Ihr könnt verschiedene Seiten einer Erscheinung in euch selbst sehen, dabei werden Erscheinungen in unterschiedlichen Menschen unterschiedlich wiedergegeben. Folglich könnt ihr ein verallgemeinertes Wesen einer Erscheinung finden, die die Tätigkeit Gottes ist, seine Tätigkeit sehen und auf diese Weise lernen ewig zu leben.

Das Sternbild Tukan (TUCANA) – 53964129871

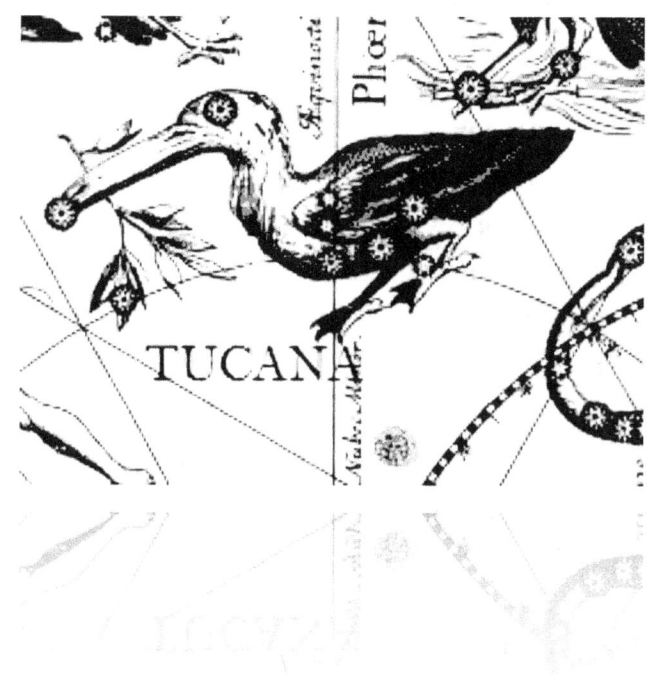

α Tukan – **51721961728**
β1 Tukan – **31481421971**
β2 Tukan – **31758421964**
β3 Tukan – **49751831964**
γ Tukan – **31480160489**
δ Tukan – **89451821961**
ε Tukan – **31721821964**
ζ Tukan – **50460120971**

© Г. П. Грабовой, 2000

η Tukan – **31850421871**
θ Tukan – **31050420161**
ι Tukan – **60489150971**
κ Tukan – **38974120978**
λ1 Tukan – **58964128971**
λ2 Tukan – **34150989453**
ν Tukan – **31480161874**
ξ Tukan – **53160121981**
π Tukan – **50849129468**
ρ Tukan – **51384931748**

Die Steuerung des Lebens besteht bei der Realisierung des ewigen Lebens und der ewigen Entwicklung darin, dass ihr ständig neue Realitäten schafft, die euch das ewige Leben sichern, oder ihr nutzt diese Realitäten. Also, wenn ihr die Realität schaffen werdet, die für immer das ewige Leben sichert, dann ist das die ganze äußere Realität, sie wird diese Realität werden, die das ewige Leben sichert.

Das Sternbild Phoenix (PHOENIX) – 53874121864

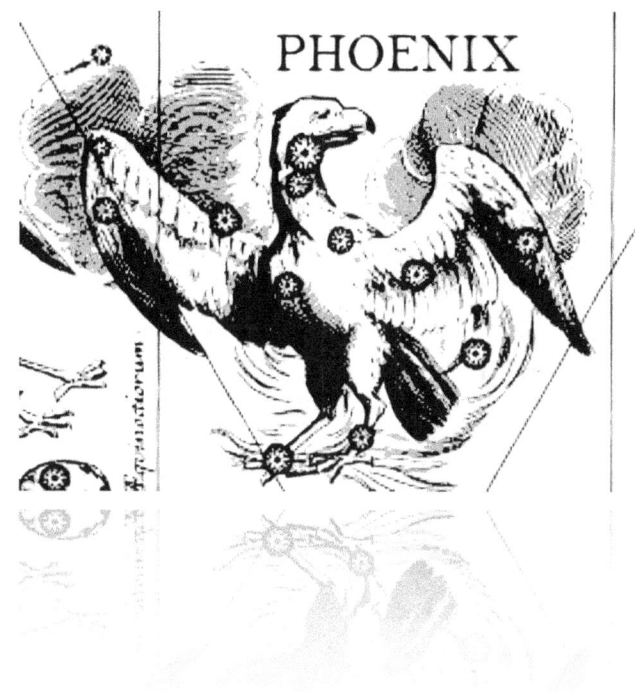

α   Phoenix – Anka – **31749829871**
β   Phoenix – **31749481974**
γ   Phoenix – **31864931791**
δ   Phoenix – **59481971964**
ε   Phoenix – **63906166819**
ζ   Phoenix – **51489131978**
η   Phoenix – **97064167894**
θ   Phoenix – **32674181988**

ι Phoenix – **31989197421**

κ Phoenix – **49873121964**

λ1 Phoenix – **38906129849**

λ2 Phoenix – **59848049861**

μ Phoenix – **80840120861**

ν Phoenix – **43951864871**

ξ Phoenix – **54906129891**

π Phoenix – **39659879141**

ρ Phoenix – **39649758788**

σ Phoenix – **01974121968**

τ Phoenix – **54989431981**

υ Phoenix – **31489489751**

φ Phoenix – **51454121978**

χ Phoenix – **34919871849**

ψ Phoenix – **14864121978**

ω Phoenix – **98401651988**

Ihr könnt die Wahrheit in dem Niveau sehen, das von der ganzen Welt widergespiegelt wird. Aber die Wahrheit könnt ihr auch in euch selbst sehen, wenn ihr einfach in die Tiefe eurer Seele schaut. Und die widergespiegelte Wahrheit von der ganzen Welt ist auch in euch, das ist das gleiche für die Entwicklung eures Bewusstseins bei der Realisierung des ewigen Lebens.

Das Sternbild Chamäleon (CHAMAELEON) – 31948121814

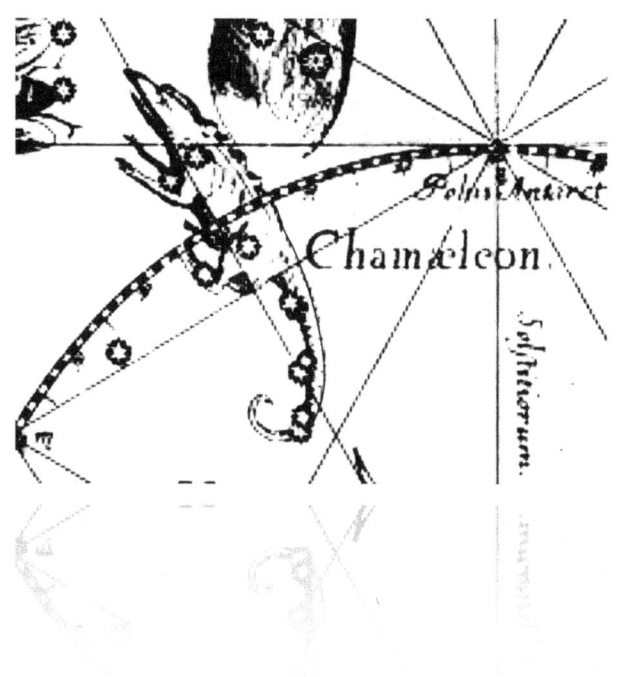

α   Chamäleon – **21948131981**
β   Chamäleon – **49871481931**
γ   Chamäleon – **38964128981**
δ1 Chamäleon – **31480621854**

δ2 Chamäleon – **31854121861**

ε Chamäleon – **38458121961**

ζ Chamäleon – **38967148954**

η Chamäleon – **34856197841**

θ Chamäleon – **28164978141**

ι Chamäleon – **38151421861**

κ Chamäleon – **38564701908**

μ1 Chamäleon – **31967128960**

μ2 Chamäleon – **31460120848**

ν Chamäleon – **14954824981**

π Chamäleon – **28964858971**

9 Chamäleon – **39467894981**

Wenn ihr das, was rund um euch geschieht, als Struktur seht, die eure Seele betrifft, und dass das alles schon lange in eurer Seele vor sich gegangen ist, seht ihr, dass die Welt ebenso real ist wie ihr selbst in all ihren Erscheinungen. Und folglich ist euer Gedanke über das ewige Leben absolut real, und er sichert euch das ewige Leben.

Das Sternbild Centaur (CENTAURUS) – 58410648949

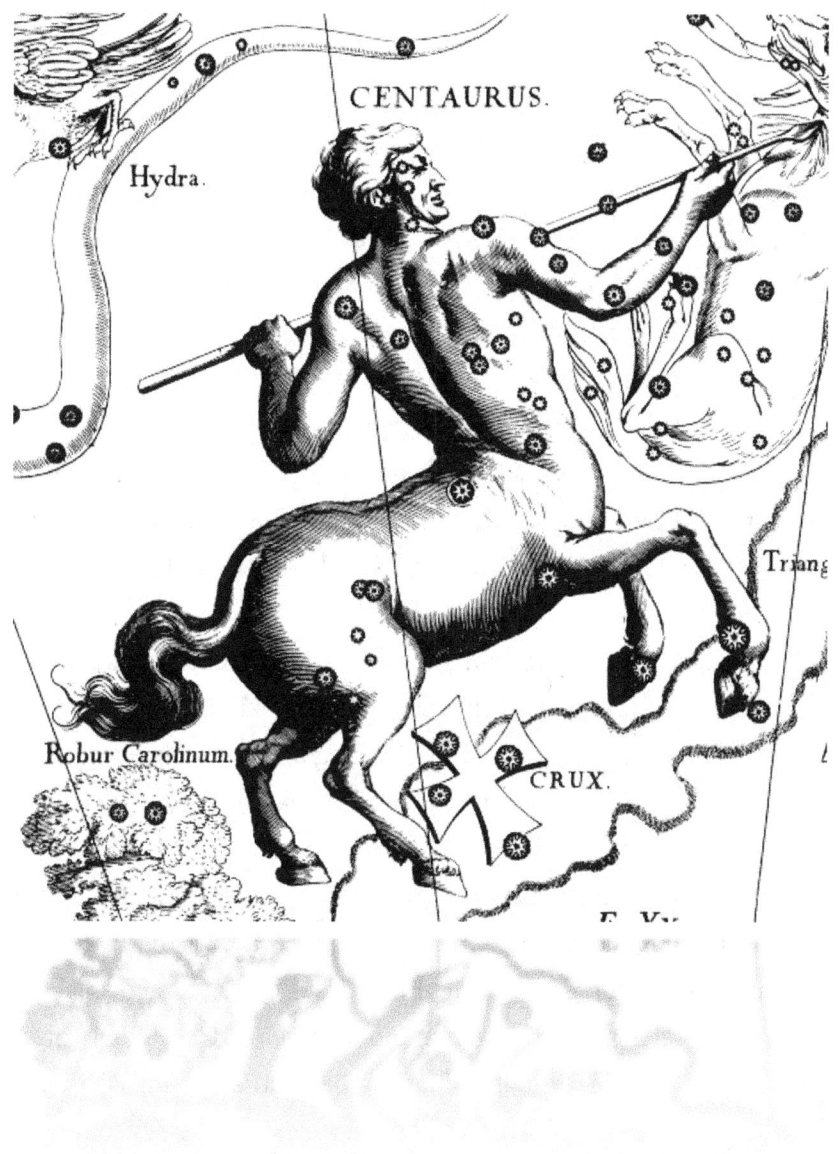

α1 Centaur A – Rigil Centaur – **58149881848**

Im Bereich des Sterns α1 Centaur auf dem Vektor in Richtung zur Erde gibt es eine Protein-Form des Lebens, ähnlich der Lebensform des Menschen. Ausgehend davon kann man den Abstand von α1 Centaur zum Planeten Erde und die Entwicklung des Lebens im interplanetaren Raum betrachten. Aus der Sicht des Wachstums der Materie des Weltalls kann man auch das Wachstum der Materie des Lebens betrachten. Und im Zusammenhang damit eröffnet sich eine Reihe von Gesetzen, darunter die superschnelle Überwindung des Raums, ausgehend von zwei Ebenen des Lebens, die sich in großer Entfernung im kosmischen Raum befinden. Dabei wird das erste Gesetz bestimmt: unter dem Gesichtspunkt der ewigen Entwicklung verteilt sich das Leben zu den gleichen Bedingungen und auf den gleichen räumlichen Ebenen, wie auch jede andere Materie im Weltall.

Das zweite Gesetz: die Formen des Lebens streben danach, sich einander zu nähern für eine intensivere Entwicklung des Lebens als selbständige Formen und die Entwicklung aller beliebigen anderen. Das bedeutet, das Gesetz der ewigen Entwicklung erstreckt sich auf alle Lebensformen.

Und das dritte Gesetz, das ist mehr ein Prinzip der Entwicklung des Lebens im intergalaktischen, im kosmischen Raum: es wird dadurch bestimmt, dass für die Entwicklung des Lebens im kosmischen Raum entsprechend dem ersten und dem zweiten Gesetz unbedingt eine rationale Tätigkeit entwickelt werden muss. So müssen beim Auffinden von Lebensformen unbedingt irgendwelche Technologien für die Entwicklung dieser Form in die Richtung der Rationalität, des

Fortschritts und eine entsprechende Angleichung mit anderen entwickelten Formen des Lebens.

α2 Centaur B – **51981421971**
β Centaur – Hadar – **51431721481**
γ Centaur – **51871381458**
δ Centaur – **61871421851**
ε Centaur – **68131721964**
ζ Centaur – **58060484971**
η Centaur – **89564971851**
θ Centaur – Menkent – **30968121978**
ι Centaur – **53489129871**
κ Centaur – **38967129849**
λ Centaur – **89406121984**
μ Centaur – **38968121748**
ν Centaur – **54960421981**
ξ1 Centaur – **51869489471**
ξ2 Centaur – **58960129871**
o1 Centaur – **51960129481**
o2 Centaur – **59873131964**
π Centaur – **89436189758**

Im Bereich des Sterns π Centaur kann man folgendes betrachten: wenn die Verbreitung des Bewusstseins in die unendliche Ebene des kosmischen Raums des Weltalls erfolgt, entstehen bestimmte Positionen, die davon zeugen, dass es ein Niveau der Schaffung der Materie gibt, das heißt, der Organisation des ursprünglichen Wesens der Materie. Betrachtet man diese Strukturen im Bereich des Sterns π

Centaur mit dem Bewusstsein, kann man sehen, dass bei der Schaffung der ursprünglichen Fraktionen der Materie in den fernen kosmischen Räumen periodisch die Figur des Menschen entsteht. Aus der Figur, die der Form nach zum Menschen gehört, entsteht die ursprüngliche Fraktion der Materie. Daraus kann man den konkreten Schluss ziehen, dass im Allgemeinen die Organisation der Materie aus der Sicht des göttlichen Niveaus tatsächlich vom primären Niveau des Verstands organisiert wird, der zum Menschen gehört. So kann man sehen, dass Gott die Form des Menschen hat.

Das gibt viele praktische Bedeutungen bei der Untersuchung der Steuerung im kosmischen Raum, weil es dann möglich ist, auf der Ebene der Organisation der Materie die physische Materie des Menschen wieder herzustellen, sie zu heilen. Und da der Mensch irgendwann im historischen Prozess der Erde geschaffen wurde, ist dementsprechend der Prozess der allgemeinen Auferstehung unmittelbar damit verbunden, darunter auch mit der Entwicklung der Theorien der Erkenntnis ferner Sterne, weil die Form immer wieder herstellbar ist und der primäre Impuls immer erhalten bleibt. Das bedeutet, man kann auf der Ebene der physikalischen Gesetze den physischen Körper eines Menschen, der einmal gelebt hat, wiederherstellen, natürlich auch einschließlich seiner geistigen Struktur mit dem Bewusstsein und der Struktur der Seele, die in der Information und, allgemein gesagt, in der historischen Ebene der Entwicklung des kosmischen Raums existiert, und sie entsteht einfach an der Stelle, wo der Mensch wiederhergestellt wurde.

Auf diese Weise muss man bei den Geräten, die durch die Kenntnis der Gesetze der Physik helfen, Menschen wieder zu beleben, berücksichtigen, was in diesen Geräten sein muss, einschließlich der Einführung der Funktion der Steuerung durch den äußeren kosmischen Raum. In diesem Fall besteht das angewandte Steuerungsinstrument darin, dass man durch den Stern π Centaur eine Beschleunigung der Wiederbelebung aller Menschen erzeugen kann.

ρ Centaur – **51964189141**

In diesem Fall wird die unmittelbare Verbindung zwischen den Sternen π Centaur und ρ Centaur dadurch bestimmt, dass im Bereich des Sterns ρ Centaur eine bestimmte Form der Materie konzentriert wurde, die ein bestimmtes Niveau der Konzentration physischer Materie besitzt. Im Zusammenhang damit kann man bei der Entwicklung der Technologie des ewigen Lebens des Menschen, des Nichtsterbens des Menschen, das Prinzip erkennen, wenn das Nichtsterben bestimmt und erreichbar ist durch die richtige Aufnahme einer fernen Materie, zum Beispiel im Bereich des Sterns ρ Centaur, die die vollständige Technologie des Nichtsterbens gibt. In Verbindung mit dem Stern π Centaur, wo die Information der Realisierung der allgemeinen Wiederbelebung liegt, kann man das Prinzip erkennen, dass es keine Materie gibt, einschließlich der physischen, die nicht unzerstörbar ist. Alles kann wiederhergestellt werden. Auch die bestehende physische Materie des Lebens ist unzerstörbar, sie kann ewig existieren. Ein einmal geborener Mensch, ein einmal geschaffenes Lebewesen, besitzt die Technologie des Nichtsterbens in einer unendlichen Zeit.

σ Centaur – **31864181971**
τ Centaur – **51485131748**
υ1 Centaur – **51481481961**

υ2 Centaur – **38484231849**

φ   Centaur – **85161789164**

χ   Centaur – **81549871961**

ψ   Centaur – **31864121871**

ω   Centaur – **81968121989**

Wenn ihr das Leben rund um euch in seiner ganzen unendlichen Erscheinung betrachtet, seht ihr, dass jedes Element des Lebens ewig ist.

Das Sternbild Cepheus (CEPHEUS) – 31960121929

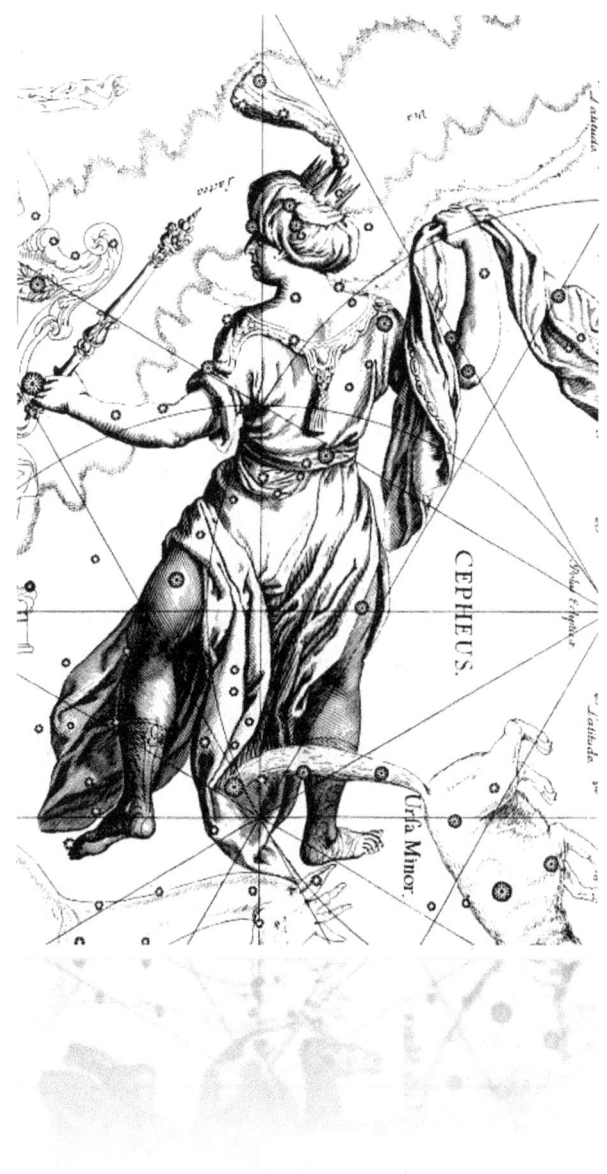

α   Cepheus – Alderamin – **51861421978**

Im Bereich des Sterns α   Cepheus, wenn man die Information betrachtet, die sich im Zentrum dieses Sterns befindet, im geometrischen Zentrum dieses Ortes, kann man auf der Ebene der Wahrnehmung durch das Bewusstsein, durch die geistige Diagnose, sehen, dass eine bestimmte Information existiert, die die Organisation der Lebensformen ist. Davor, ehe das Leben organisiert wurde, besteht eine provisorische Ebene der Information. Wenn man durch das Bewusstsein die Tätigkeit dieser Information verstärkt, dann wird das Leben in seiner Entwicklung beschleunigt, und die Prozesse der Sicherung des Niveaus der ewigen Entwicklung, des ewigen Lebens, vergrößern sich entsprechend.

Auf diese Weise, wenn man sich auf diesen Stern konzentriert, auf die Zahlenreihe, die diesem Stern entspricht, kann man eine Beschleunigung bei der Erreichung bestimmter Faktoren erreichen, die das ewige Leben des Menschen und alles Lebenden erreichen.

β   Cepheus – Alfirk – **51861421981**
γ   Cepheus – Alrai – **31874851961**
δ   Cepheus – **38974561987**
ε   Cepheus – **31871421981**
ζ   Cepheus – **89453189748**
η   Cepheus – **50149389871**
θ   Cepheus – **36489451978**
ι   Cepheus – **39671429871**
κ   Cepheus – **36849129871**

λ Cepheus – **34960129851**
μ Cepheus – **34189729868**
ν Cepheus – **39850169864**
ξ Cepheus – **01849549861**
o Cepheus – **39571069481**
π Cepheus – **30450129861**
ρ Cepheus – **58406129878**
υ Cepheus – **31064858971**
υ1 Cepheus – **38485169471**

Ihr seht den Gedanken so, wie er in eurem Verständnis ist, aber dieser Gedanke kann von anderen nicht erkannt werden, oder er wird von anderen anders verstanden. Deshalb führt ihr sowohl die Gedanken anderer Menschen als auch die eigenen in das synchronisierte Informationsfeld in die Richtung der ewigen Entwicklung und des ewigen Lebens, wenn ihr euch auf die Sterne des Sternbilds Cepheus konzentriert. Und damit schafft ihr die Harmonie des Denkens, die oft für das ewige Leben äußerst notwendig ist. Dabei kann jeder diese Harmonie erwerben, oder sie ist in jedem. Damit kann jeder für sich und alle anderen das ewige Leben in einem Physischen Körper sichern.

© Г. П. Грабовой, 2000

Das Sternbild Zirkel (CIRCINUS) – 51879859461

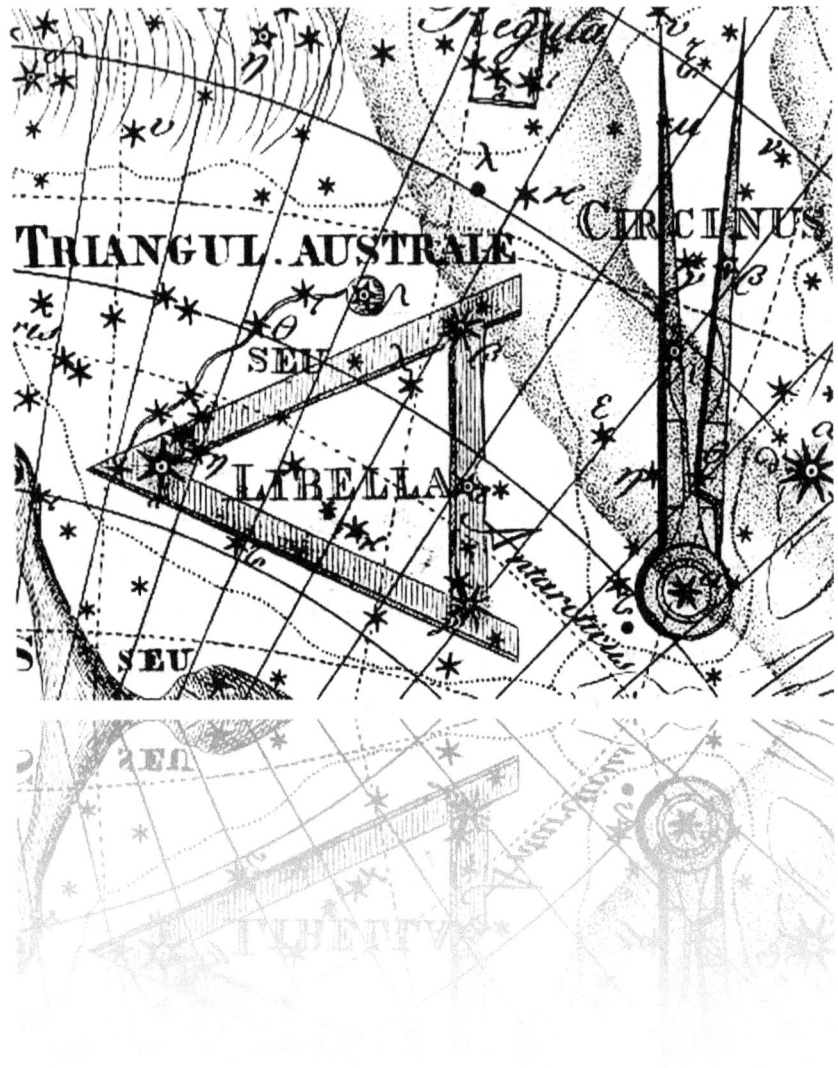

α Zirkel – **58106429871**
β Zirkel – **89459489718**
γ Zirkel – **89864129871**
δ Zirkel – **50864989871**
ε Zirkel – **89568129748**
ζ Zirkel – **89406129471**
η Zirkel – **85968129748**
θ Zirkel – **89406129478**

Im Sternbild Zirkel muss man sich so finden können, seine innere Struktur des Denkens, seine Tätigkeit der Seele und des Geistes, dass man sich erkennen kann zwischen der unendlichen Zeit der Informationsmerkmale des kosmischen Raums. Wenn ihr eure Information an einer konkreten Stelle findet, zum Beispiel im Sternbild Zirkel, dann seht ihr, dass euer Platz hier ist, in der physischen Welt mit einem bestimmten Strahl der Ewigkeit fixiert. Ihr seid ewig, deshalb habt ihr euch im Denken im äußeren kosmischen Raum gefunden. Euer Denken – das ist die Widerspiegelung und Realisierung des ganzen Makrokosmos, ebenso wie des Mikrokosmos.

Das Sternbild Pendeluhr (HOROLOGIUM) – 50160890988

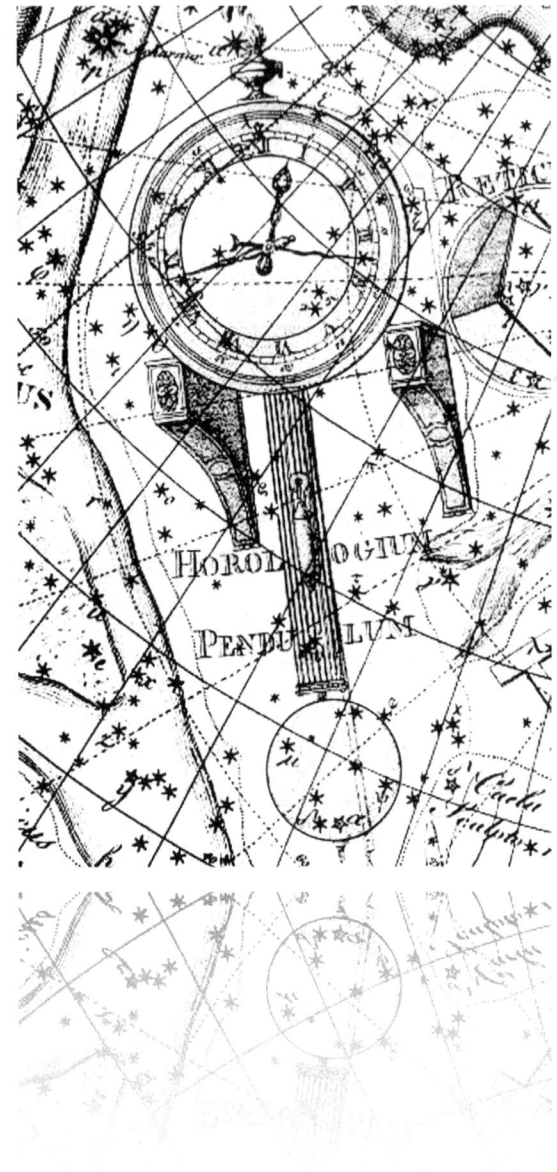

α Pendeluhr – **31489751864**

Im Sternbild Pendeluhr und mit Lokalisierung im Bereich des Sterns α Pendeluhr und β Pendeluhr kann man, wenn man eine Linie geschaffen hat, die die Kugel verbindet, die annähernd zu dem Sternbild gehört; wenn man sich die Grenzen des Sternbilds in Form einer Kugel vorstellt, und von einem inneren Teil der Oberfläche dieser Kugel in Gedanken einen Vektor zu α Pendeluhr und β Pendeluhr führt, das heißt, zuerst zu α, danach von α zu β, dann kann man sehen, dass man durch das Bewusstsein auf die Zeit einwirken kann.

Um eine steuernde Tätigkeit auszuführen braucht ihr auch Zeit, man kann durch Konzentration die Informationszeit vergrößern. Und dann erreicht ihr eine Steuerung zum Beispiel mit einer großen Reserve an Informationszeit, die auch auf die physische Zeit der Ereignisse einwirken kann. Doch für die physische Zeit muss man das einstellen, das heißt, kontrollieren. Man kann auch die Zeit beschleunigen. Dabei ist die Beschleunigung der Zeit wie die Ausdehnung, das heißt, eine Vergrößerung des Zeitraums für die Ausführung des Steuerungssystems in die Richtung der ewigen Entwicklung, das soll in keiner Weise den physischen Körper betreffen. Das muss auf der Ebene der Steuerung wie aus dem physischen Körper geschehen. Aber die Zeit wirkt so, dass sie keine Alterungsprozesse hervorruft, im Gegenteil, alle Steuerungen mit der Zeit organisieren die Norm der physischen Gesundheit des Menschen und des geistigen Niveaus der Normalisierung und Aufdeckung der Fähigkeit und der Möglichkeit der Seele. Im Allgemeinen muss man das Positive der Tätigkeit dieses Steuerungssystems für sich und für alle sehen.

© Г. П. Грабовой, 2000

β   Pendeluhr – **51489751964**
γ   Pendeluhr – **89864131978**

Wenn man sich auf die Zahlenreihe γ (Gamma) Pendeluhr konzentriert, kann man das Prinzip der Organisation einer rationalen Form in der Entwicklung des Raums rund um den Menschen sehen. Auf diese Weise wird der Raum besser geordnet für die Entwicklung des ewigen Lebens des Menschen, das heißt, er wird aus der Sicht der Ausgabe an ein System, das von der Norm für die Gesundheit und die Entwicklung des ewigen Menschen abweicht, weniger wirksam.

δ   Pendeluhr – **81964121871**
ζ   Pendeluhr – **85164971961**
η   Pendeluhr – **31874181961**
ι   Pendeluhr – **80864856401**
λ   Pendeluhr – **89489721902**
μ   Pendeluhr – **61831749803**
ν   Pendeluhr – **80860149881**

Ihr könnt die Zeit so lange ansehen, so lange sie von euch entfernt ist. Und euer ewiges Leben ist schon außerhalb der Zeit, das heißt, es bestimmt die Zeit des ewigen Lebens, die sich als Unendlichkeit darstellt.

Das Sternbild Becher (CRATER) – 51831421971

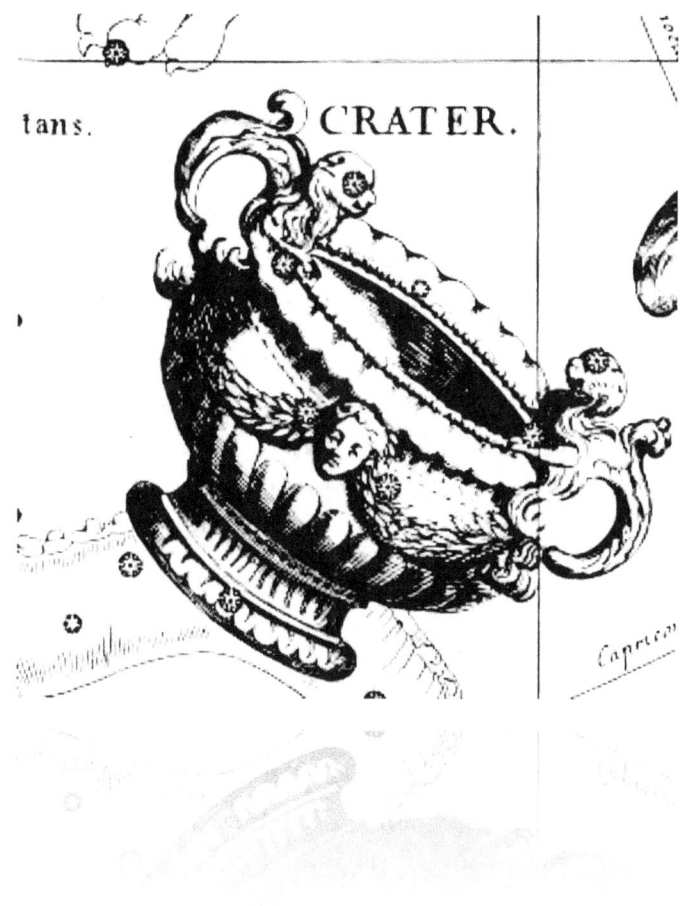

α Becher – Alkes – **30964120984**

Im Sternbild Becher kann man ein bestimmtes Maß der Tätigkeit der Steuerung sehen. Wenn ihr die Steuerung stabilisieren wollt, wenn ihr sehen wollt, wie stark man weiter eine Steuerungstätigkeit ausüben muss, kann man, wenn man sich auf das Sternbild Becher konzentriert hat, eine bestimmte Struktur der Einschätzung der Situation sehen: was ist weiter zu tun, zum Beispiel bei der Steuerung. Dabei kann man sich folgende Charakteristik vorstellen: wenn man sich beispielsweise vorstellt, dass in den Becher Wasser gegossen wird, dann ist der Becher nach einer Zeit voll und das Wasser beginnt überzulaufen. Hier muss die innere Einstellung so sein, dass das Wasser nicht überläuft, dass es eine Norm in dieser Steuerung gibt, die durch Konzentration auf die Sterne des Sternbilds Becher erarbeitet wird.

Dabei muss man berücksichtigen, dass ihr die Norm der Steuerung für diesen einen Zeitpunkt betrachtet. Die nächste Steuerung kann lang sein oder kürzer. Aber die Fähigkeit, die Steuerung zu normieren, nicht auszudehnen, und im Gegenteil durch einen größeren Zeitimpuls zum Beispiel die Tätigkeiten des Bewusstseins zu normieren, – das ist eine wichtige Charakteristik der Steuerung, die es erlaubt, die Steuerung in Richtung der ewigen Entwicklung zu optimieren und mit hoher Geschwindigkeit die Leistungsfähigkeit in der Steuerung zu erreichen.

β Becher – **51493189471**
γ Becher – **61971381949**
δ Becher – **89478129481**

© Г. П. Грабовой, 2000

ε Becher – **39864871951**
ζ Becher – **89489171978**
η Becher – **39864129871**
θ Becher – **89731851964**
ι Becher – **51831721874**
κ Becher – **36839121978**
λ Becher – **89475131868**
ψ Becher – **51631871981**

Ihr seht den Becher im Sternbild Becher in der Form, in der das auf der Ebene der Wahrnehmung dargestellt ist. Doch ihr könnt den Becher auch umdrehen, ihn an einen anderen Platz stellen. Und so könnt ihr empfinden, dass alles beweglich ist. Die Information der Arbeit mit einem Sternbild kann auf ein beliebiges anderes übertragen werden. So könnt ihr ein Universalprinzip der Steuerung des gesamten äußeren kosmischen Raums dadurch schaffen, dass ihr zu überlegen beginnt: wie kann man die Arbeit in einem Sternbild mit der Arbeit in einem anderen Sternbild abstimmen; welche technologischen Prinzipien und Methodiken davon können in der Richtung des ewigen Lebens, für die Realisierung des ewigen Lebens erscheinen.

Das Sternbild Schild (SCUTUM) – 31874981961

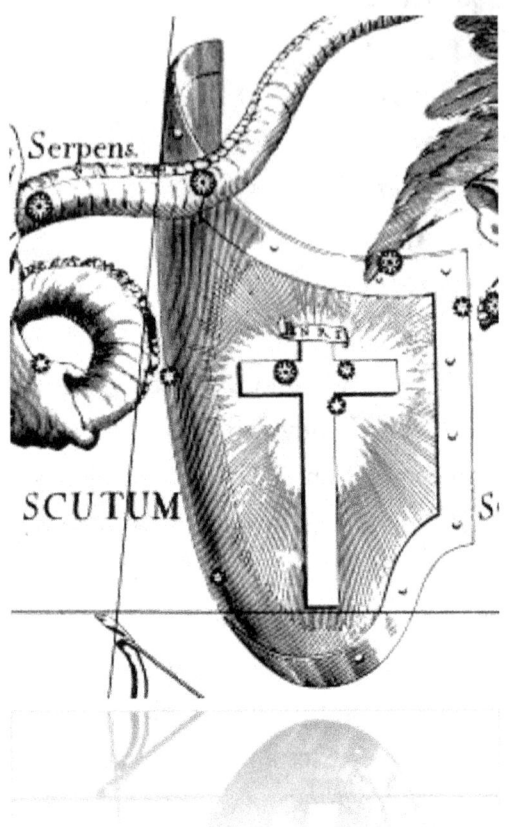

Wenn man die Steuerung mit der Zahlenreihe des Sternbilds Schild durchführt, kann man sehen, dass man aus der Sicht der Funktion der Widerspiegelung des Schilds, die in dem Wort selbst liegt, folgende Steuerung ausführen kann: man stellt sich vor, dass ein Strahl des Sterns Sonne auf den Schild trifft, und der Schild, in diesem Fall wird er als reflektiertes Element des Sternbilds betrachtet, schützt zum Beispiel den physischen Körper eines Menschen oder ist überhaupt der Schutz von irgendetwas oder auch irgendeiner Information. Und diesen vom Schild reflektierten Strahl des Sterns Sonne kann man in der Steuerung weiter verbreiten auf die Zahlenreihen, die zu den Sternen dieses Sternbilds gehören.

So werden die Zahlenreihen selbst in der Steuerung der ewigen Entwicklung, des ewigen Lebens, als auf dem vom Schild reflektierten Sonnenstrahl befindlich betrachtet. Das ist eine Art der Steuerung im Bereich des Sternbilds Schild.

α Schild - **51861431971**
β Schild – **89474121864**
γ Schild – **89871831961**
δ Schild – **89436171851**

Im Bereich des Sterns δ Schild kann man aus der Sicht der räumlichen Akkumulation der Steuerung vergangener Ereignisse das folgende Niveau der Steuerung betrachten. Weil sich der Strahl der Sonne zu seiner Zeit in der Vergangenheit befand, enthält der reflektierte Strahl etwas wie die nachfolgende Charakteristik des Sonnenstrahls. Zuerst fällt der Strahl auf den Schild und wird weiter reflektiert. Es geht eine nachfolgende Tätigkeit vor sich. Aber diese

Tätigkeit, wenn man sie sich im geometrischen Raum vorstellt, zum Beispiel vor sich, dann hat sie die Reflexion über die zentrale Koordinatenachse in die gegenüberliegende Struktur, das heißt, in die Vergangenheit. Folglich kann man über den reflektierten Schild die Projektion vergangener Ereignisse sehen und so, wenn die projektive Komponente nicht nach der Norm mit den zukünftigen Ereignissen kongruiert, das heißt, wenn man die vergangenen Ereignisse unter dem Gesichtspunkt des Auftrags zur Realisierung des ewigen Lebens, der ewigen Entwicklung des Menschen irgendwie ausgleichen muss, dann erlaubt gerade diese Technologie die Ereignisse der Vergangenheit durch den Bereich des Sterns δ Schild zu normieren.

In diesem Fall gerät die Steuerung vergangener Ereignisse an den physischen Faktor der Steuerung. Tatsächlich, unter dem Gesichtspunkt dessen, dass, wenn man einen Prozess in einer großen Entfernung von der Erde betrachtet, wo es quasi keine Zeit gibt, nur die ereignisreiche Ebene der Erde betrachtet wird, aus der Ferne sind alle Ereignisse zugleich zu sehen, kann man so die Struktur des Bewusstseins des Menschen betrachten. Und dann kann man aus der Position dessen, wie Gott der Schöpfer den Raum organisiert, sehen, dass die Steuerung über den Stern δ Schild schon an die physische Struktur vergangener Ereignisse geht. Für den äußeren Betrachter ändern sich dabei auch die vergangenen Ereignisse. Dabei können sie sich in Richtung des mehr Positiven ändern. Zum Beispiel wird die Unterbrechung des Lebens des Menschen in der Vergangenheit verhütet. Und diese Reserve hat schon ein Pfand, darunter auch genetische Bedeutung. Das heißt, dass man auf diese Weise die Lebensreserve des Menschen, die Reserve der ewigen Entwicklung dadurch vergrößern kann, dass die vergangenen Ereignisse durch die Tätigkeit seines Bewusstseins, das heißt auf dem physischen Niveau, direkt gesteuert werden können.

Für die mit dem Teleskop aufgezeichnete Ausstrahlung der Zukunft ist die Ausstrahlung der Gegenwart Vergangenheit, jedoch für uns ist das die Gegenwart. So kann man aus der Sicht der Erdbewohner allein durch das Ziel der Verwirklichung des ewigen Lebens für alle in die Vergangenheit des physischen Niveaus geraten. Und die Vergangenheit kann man nur durch die Verlängerung der Lebenszeit bis zur Unendlichkeit für jeden Menschen ändern.

Die Formel, auf deren Grundlage über das Sternbild Schild die Zeitreise in die Vergangenheit möglich ist, sieht so aus:
S (Zeitreise in die Vergangenheit für 5 Minuten und zurück in die Gegenwart) = L (Entfernung von der Erde bis zum Stern α Schild)* (multipliziert mit der Zahl des Sterns mit umformbarer Dimension) *51861431971/ (dividiert durch den Summanden in Form des Produkts) c* 10**17 (Lichtgeschwindigkeit multipliziert mit 10 in der siebzehnten Potenz) *(multipliziert mit N (Anzahl der Herzschläge in der Minute des Menschen, der die Zeitreise unternimmt), also:

$$S = \frac{L \times 51861431971}{C \times 10^{17} \times N}$$

Man kann diese Formel nutzen für die Versetzung eines Elements des Bewusstseins über das Sternbild Schild in die Vergangenheit.

Bei Vorhandensein einer genügenden Anzahl speziell facettierter Kristalle und elektronischer Rechenmaschinen mit hoher Arbeitsgeschwindigkeit, deren erste Modelle für das Jahr 2027 prognostiziert

© Г. П. Грабовой, 2000

werden, kann diese Formel für die Zeitreise eines Menschen in die Vergangenheit für 5 Minuten verwendet werden.

Bei Verwendung anderer Sternbilder für die Zeitreise sieht die Formel anders aus und die Produktionskapazitäten erscheinen erst nach 2027.

In der Formel wird das prinzipielle Herangehen zum Aufbau der Systeme für die Versetzung von Informationsbereichen und physischen Körpern in der Zeit gezeigt, aber mit der Entwicklung der Technologien wird es für die Wissenschaftler nicht schwierig sein, Gerätesysteme zu erhalten für die Schaffung einer Zeitreisevorrichtung.

Bei der Multiplikation S mit der Zahl 5 kann man analog eine Anlage zur Zeitreise in die Zukunft erhalten mit dem Ziel der Sicherung des ewigen Lebens für alle.

Maschinen zur Zeitreise in die Vergangenheit können auf mechanistischem Weg die Aufgabe der Wiederbelebung durch das Nichtsterben der Menschen, die in der Vergangenheit gelebt haben, lösen. Dazu werden sie, bis zum Eintritt des Ereignisses Weggang aus der Vergangenheit in die Gegenwart oder in die Zukunft versetzt, wo alle das ewige Leben besitzen und wo es die Technologien für seine unbedingte Realisierung für alle gibt.

Weil auf diese Weise für die gegenwärtige oder die zukünftige Zeit eine Vergrößerung der Anzahl der Menschen möglich ist, unabhängig davon, woher die Menschen kommen, wird es keine Mühe bereiten, eine Adaptierung solcher Menschen zu den neuen Bedingungen durchzuführen und sie auf dem Planeten Erde oder auf anderen Planeten des Weltalls, die für das Leben geeignet sind, anzusiedeln.

So wird die absolute Unverwundbarkeit des Lebens erreicht, unabhängig von Ereignissen. Daraus folgt, dass mit der Zeit das Leben den ganzen kosmischen Raum besiedelt und sich ewig entwickeln wird zusammen mit dem Prozess der unendlichen Erweiterung des kosmischen Raums, der schon mit wissenschaftlichen Methoden festgestellt wurde.

Am Beginn des 21. Jahrhunderts muss der Prozess der Wiederbelebung, der in einigen Methoden der beschriebenen maschinellen Methode ähnlich ist, durch die Entwicklung des Bewusstseins durchgeführt werden, wenn der Wiederbelebte durch Teleportation aus der Vergangenheit gebracht wird, ohne die Zeit der Unterbrechung seines Lebens durchlaufen zu haben. Mit der Schaffung der Wiederbelebungsmaschinen können die Reserven des Bewusstseins und der Tätigkeit des Menschen auf die Beschleunigung der Eroberung des kosmischen Raums für die Ausbreitung des ewigen Lebens gerichtet werden. Dabei wird jeder auf der Grundlage seines Bewusstseins, seiner Seele, seines Geistes, die Kenntnisse der Wiederbelebung und des ewigen Lebens ohne die Verwendung von Maschinen besitzen. Weil die Wiederbelebung und das ewige Leben durch das eigene Bewusstsein, ohne die Abhängigkeit von Maschinen, realisiert werden.

Außerdem können durch den Menschen selbst prinzipiell andere Methoden der Wiederbelebung und des ewigen Lebens genutzt werden, zum Beispiel die Schaffung des physischen Körpers durch seinen ewigen Geist und die ewige Seele. Für diese Methode braucht man nur durch das Bewusstsein die Tätigkeit des Geistes zur Schaffung des physischen Körpers des Menschen mit einer ebensolchen Seele und einem ebensolchen Bewusstsein zu aktivieren. Die Frage, die mit dem Bereich der Reinkarnation verbunden ist, wird durch das Verständnis gelöst, dass Gott bei jedem in der Seele ist. Bei Persönlichkeiten, die viele Reinkarnationen auf dem buddhistischen

Gebiet des kollektiven Bewusstseins haben, sind die Seelen in einer Entfernung zu Gott und vereint im Körper Gottes zusammen im eigentlichen ewigen Leben, das bedeutet sie sind gleich, aber das Bewusstsein dieser Menschen ist verschieden, auf die Realisierung der gleichen Aufgaben des ewigen Lebens gerichtet. Das bedeutet, im Bereich der Vereinigung der Seelen im Körper Gottes kann man sagen, dass das eine Seele ist, auch in den physischen Körpern ist sie gleich, aber durch die unterschiedlichen Arten des Bewusstseins – sind das unterschiedliche Persönlichkeiten. Wie in der Tätigkeit Gottes, wenn er überall ist, aber die Realität ist vielgestaltig.

Oft sind sich verschiedene Seelen nahe in der Beziehung zu Gott. Dann sagen die Menschen bei einer Begegnung, dass sie eine verwandte Seele getroffen haben. Doch die einander nahen Seelen können sich nicht im Körper Gottes vereinen, darum ist das keine Reinkarnation einer Seele von Gott, sondern einfach nahe Seelen. Mit der Entwicklung der Information über die Wiedergeburt und das ewige Leben in der Gesellschaft werden alle genannten Begriffe, die im kollektiven Bewusstsein sind, fundamental erkannt werden. Bei der Erforschung des kosmischen Raums ist sichtbar, dass das Vorhaben des ewigen Schöpfers, alles sich gleichzumachen, realisiert wird. In der Gegenwart wird die Versetzung in der Zeit vor allem als eine Vergrößerung der Reserve der Genetik des Menschen in Richtung der ewigen Entwicklung betrachtet.

Wenn man dabei, zum Beispiel die Konstellation betrachtet, die Konstellation von Texten in Büchern, wird man sehen können, dass auch auf der physischen Ebene eine Wandlung erfolgt. Das erinnert an die Konstruktion bei der Steuerung der Zeit, als eine Art vergangener Ereignisse auf einer physischen Ebene auch in der Zukunft erscheint, aber natürlich nur in der Struktur der ewigen Entwicklung, das heißt, in der für alle schöpferischen Ebene des Auftrags zur Sicherung der ewigen Entwicklung für alle, des ewigen Lebens für alle.

ε Schild – **31964189178**

Im Bereich des Sterns ε Schild kann man ein Gebiet der Information sehen, wenn man sich dort über sein Bewusstsein anschließt, kann man eine bestimmte Datenbank sehen, eine bestimmte Information zur wissenschaftlichen Entwicklung der Welt in Richtung der ewigen Entwicklung.

Man kann sich vorstellen, wie sich von eurem physischen Körper, besonders von eurem Kopf ein leuchtender Strahl ausbreitet bis hin zum Stern
ε Schild, und dieser Strahl im Bereich ε Schild geht durch Gebiete, die die physische Masse eines Körpers haben. So könnt ihr bestimmte, man kann sagen, wissenschaftliche Kenntnisse der Steuerung erhalten. Das kann zur Wissenschaft der Erkenntnis gehören, weil die Erkenntnis selbst sowohl die Informationsform der Geschwindigkeit, wie auch die Form der Entwicklung und die Form der bestimmten Auswahl von Fakten besitzt, die man in die Analytik umwandeln und so wissenschaftliche Kenntnisse erhalten kann. Wissenschaftliche Kenntnisse der ewigen Entwicklung in einem höher konzentrierten Grad sind konzentriert im Bereich des Sterns ε Schild.

Dabei könnt ihr, nachdem ihr die Technologie der Entwicklung der Steuerung durch wissenschaftliche Erkenntnis erhalten habt, diese anwenden und entwickeln, ausgehend von der eigenen Struktur des Bewusstseins. Alle Kenntnisse, die ihr in einer Ebene der Steuerung erhaltet, einschließlich des äußeren kosmischen Raums, sind immer

© Г. П. Грабовой, 2000

eure persönliche Erfahrung, und ihr, ausgehend von der Struktur eures Bewusstseins, könnt die Struktur der wissenschaftlichen Erkenntnis weiter entwickeln in jede Richtung.

ζ Schild – **51849169871**
η Schild – **89874121964**

Wenn ihr das Prinzip des Schilds in eurem Bewusstsein betrachtet, seht ihr, dass der Körper schon absolut geschützt ist. Bei der Arbeit mit der Information dieses Sternbilds kann man durch Denken erkennen, sich örtlich vorstellen, dass ihr in diesem Sternbild denkt, dass der Schild absolut ist, das bedeutet, dass ihr unverwundbar seid. Diese Erkenntnis auf einem tiefer gehenden geistigen Niveau, auf dem Niveau der Seele, erlaubt es, eine Technologie des Erreichens der Unverwundbarkeit in jedem Fall herauszuarbeiten. Und damit sichert diese Technologie die Ewigkeit eures physischen Körpers ebenso die Ewigkeit der physischen Körper der anderen.

Das Sternbild Eridanus (ERIDANUS) – 48974189861

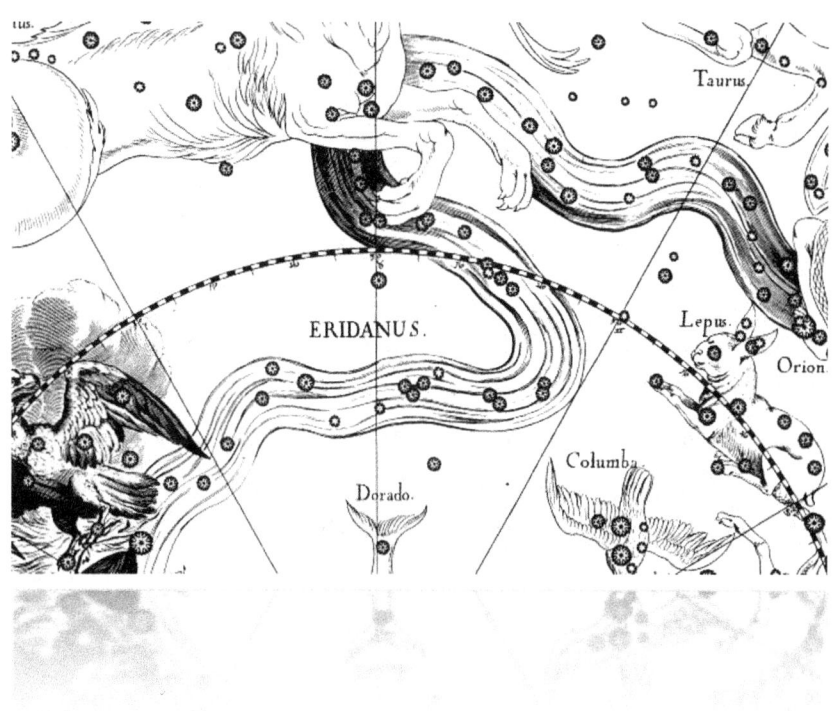

α Eridanus – Achernar - **51489471961**
β Eridanus – Cursa – **84964121978**
γ Eridanus – Zaurak – **89368149871**
δ Eridanus – Rana – **89368450861**
ε Eridanus – **84101651748**
ζ Eridanus – Zibal – **58410149861**
η Eridanus – Azha . **86874851961**

θ1 Eridanus – Akamar – **01649851971**
θ2 Eridanus – **89364851978**

Im Bereich des Sterns θ2 (Theta) Eridanus kann man den Prozess der Verdichtung der Zeit wie auf einer physischen Ebene sehen. Das heißt, wenn man im Bereich des Sterns θ2 (Theta) Eridanus auf zwei Ebenen die Zeit konzentriert, auch wenn das aus der Sicht des Menschen, der sich auf der Erde befindet, auf die Erdzeit bezogen ist, kann man zwei Schichten der Zeit in Gedanken aneinander pressen und sehen, das dabei physische Materie auch auf der Erde erzeugt wird. Der Mechanismus des Zeitpressens, den ihr euch in eurem Bewusstsein vorstellt, schafft real physische Materie an einem beliebigen Punkt des Raums, einschließlich der Materie auf der Erde. So könnt ihr praktisch jede physische Materie, darunter auch biologische, wiederherstellen, und dieses sehr gute Instrument, den Steuerungsapparat für die Wiederherstellung von Gewebe, kann man als effektive Technologie der Wiederbelebung betrachten.

Außerdem gibt es von hier solche Spuren, dass, wenn ihr durch die Fähigkeit, mit der Zeit zu arbeiten Materie bekommt, man dann in die Struktur künftiger Ereignisse für die ewige Entwicklung eine genügende Menge nützlicher Materie für den Organismus des Menschen legen kann. Das heißt, Lebensmittel und so weiter, Strukturen für die Entwicklung des Bewusstseins, sogar einschließlich von Trainingssystemen dafür, dass der Mensch die Struktur der ewigen Erkenntnis dadurch effektiver begreifen kann, dass ihr selbst solche Materie in die Steuerung der Zukunft einbringt, einschließlich der Schaffung der zukünftigen Materie, des ewigen Bewusstseins, der ewigen Entwicklung.

ι Eridanus – **89164851871**
κ Eridanus – **89454197861**
λ Eridanus – **89874931961**
μ Eridanus – **89406121989**
ν Eridanus – **58934138971**
ξ Eridanus – **64939189471**
o1 Eridanus – Beid – **51389429871**
o2 Eridanus – Keid – **69754989741**
o2 Eridanus – **84978139861**
π Eridanus – **89749879484**

Die Struktur des Sterns π (Pi) Eridanus, den Bereich der Information, die sich dort befindet, kann man durch die Entwicklung spezialisierter Systeme des Verstands, die auf die ewige Entwicklung gerichtet sind, für die Steigerung des Niveaus der Steuerbarkeit nutzen. Das heißt, man braucht eine bestimmte Entwicklung des Verstands in die Richtung der Erreichung des Niveaus des ewigen Lebens, angefangen in der Jetztzeit, im Moment der Arbeit, und dabei entsprechend der Aufgabe der Sicherung des Lebens für eine unendliche Zeit.

Die Konzentration der Steuerung im Bereich des Sterns π (Pi) Eridanus vergrößert die Funktionen der Rationalität im ganzen Raum, so kann man die Orientierungen der physischen Prozesse im Raum für die Sicherung der ewigen Entwicklung durch die Tätigkeit des sich entwickelnden Bewusstseins des Menschen nennen.

Hier kann man das bestimmte Gesetz der Gegenseitigkeit der Entwicklung des Bewusstseins und des äußeren physischen Raums auf dem Weg der ewigen Entwicklung entdecken. Auf der Ebene der

Bewertungsbegriffe kann man das so ausdrücken: je mehr Rationalität, je mehr rationale Form des Lebens sich in Richtung der ewigen Entwicklung entwickelt, desto mehr wird der äußere Raum in diese Richtung reagieren. Weil die Entwicklung des Verstands, zum Beispiel die Struktur der Entwicklung des Bewusstseins in ferne kosmische Ebenen, in Mikroebenen, überhaupt in das System der Entwicklung zukünftiger Ereignisse ebenso wie auf der Ebene der Steuerung, im Raum erhalten bleibt, wie auch die Entwicklung des ganzen äußeren Raums. Deshalb, je mehr rationale Tätigkeiten es in Richtung der ewigen Entwicklung gibt, desto mehr wird diese Information die ganze, der ganzen Welt entsprechende Information anfüllen.

So wird der ganze kosmische Raum besser ausgerichtet für die Bereitstellung bestimmter Strukturen der Wechselwirkung, die auf die ewige Entwicklung des Menschen, alles Lebendigen gerichtet sein wird. Das heißt, zum Beispiel, dass in diesem Fall ein Komet der Erde ausweicht, wenn er eine Gefahr darstellt und so weiter. Das ist eine der Methoden der Steuerung von Makrokörpern, die eine Gefahr darstellen können. Beiläufig gesagt, das ist überhaupt eine gefahrlose Steuerung beliebiger Ereignisse, die dem Organismus des Menschen physischen Schaden zufügen können. Die Steuerung durch den Stern π (Pi) Eridanus schützt vor solchen Ereignissen. Wenn intrazellulare Prozesse untersucht werden, wandeln sie sich auch zur Norm hin. Auf diese Weise kann man auch Veränderungen der Zellen des Menschen in diesem Sonderfall durch Steuerung durch den Stern π (Pi) Eridanus normalisieren.

ρ1 Eridanus – **59484129871**
ρ2 Eridanus – **31974989478**

Im Bereich des bestimmten Informationsabschnitts zwischen den Sternen ρ1 (Rho 1) Eridanus und ρ2 (Rho 2) Eridanus kann man die Struktur der Steuerung betrachten, die fein genug zeigt, was in der Steuerung getan werden muss, damit das Niveau der Ewigkeit, das geometrisch nach jener Ewigkeit kommt, die ihr wahrnehmt, auch realisiert werden muss.

Ein Beispiel: Ihr betrachtet mit dem Bewusstsein eure ewige Entwicklung, euer ewiges Leben und betrachtet die Ebene der Information, die zum Beispiel von silberweißer Farbe ist. Diese geometrische Ebene wird im Bewusstsein als ein Volumen, eine Form empfunden. Um die nächste ebensolche Form für die ewige Entwicklung zu bauen, ist es ratsam, diesen Abschnitt zwischen den Sternen ρ1 (Rho 1) Eridanus und ρ2 (Rho 2) Eridanus zu betrachten. Dabei kann man wahrnehmen, dass dieser Abschnitt das folgende Ereignis, die folgende Information organisiert, sogar nach der Information der ewigen Entwicklung. Das ist dieser unikale Abschnitt des kosmischen Raums, der es ermöglicht, das schneller und effektiver zu machen.

ρ3 Eridanus – **89431721964**
τ1 Eridanus – **89174851421**
τ2 Eridanus – **51481428971**
τ3 Eridanus – **83131480161**
τ4 Eridanus – **31874851971**
τ5 Eridanus – **64878121961**
τ6 Eridanus – **39754851971**
τ7 Eridanus – **31874859861**
τ8 Eridanus – **38459489471**
τ9 Eridanus – **36874951981**
υ1 Eridanus – **59068129871**

© Г. П. Грабовой, 2000

υ2 Eridanus – **58931754984**

υ4 Eridanus – **58160121971**

φ Eridanus – **01964951961**

χ Eridanus – **50489160479**

ψ Eridanus – **04989121964**

ω Eridanus – **38014951961**

Bei der Arbeit mit dem Stern ω (Omega) Eridanus kann man das Prinzip der Arbeit in die Richtung der ewigen Entwicklung im Ganzen betrachten. Zum Beispiel kann man den Text dieses Buches nutzen, um sich und allen die Aufgabe des ewigen Lebens zu stellen. Man kann nacheinander die Reihen lesen, die angegeben sind, diese Aufgabe wird durch die Ansammlung von Erfahrung bei der Betrachtung der Elemente der Steuerung, die beim Lesen der Reihen entstehen, realisiert. Gleichzeitig kann man so ein Prinzip der Steuerung betrachten, wie die Wertung aller Reihen, die sich im Buch befinden, im Ganzen, und arbeiten mit bestimmten, konkreten Reihen. Es gibt wie in der Zahlenreihe ω (Omega) Eridanus ein System der Steuerung, wenn man mit dieser Reihe sich scheinbar augenblicklich an die Steuerung mit verschiedenen anderen Reihen erinnert oder das einfach wahrnimmt, und die Steuerung bei der Erreichung des Systems der Steuerung in kürzerer Zeit bedeutend zunimmt.

Wenn ihr die Bewegung der Planeten im Sternbild Eridanus mit eurem gedanklichen Sehen, eurem Bewusstsein betrachtet, könnt ihr sehen, dass die Bewegung des Planeten Erde eng mit eurem Bewusstsein verbunden ist, und ihr, die ihr euch auf der Erde befindet, sehr eng mit der Erde harmonisiert und mit eurem Bewusstsein gemeinsam mit dem Bewusstsein vieler Menschen die Erde im Raum bewegt. Das wird als bestimmte harmonische Arbeit empfunden, von der ihr niemals ermüdet. Das bedeutet, das ewige Leben und die ewige Entwicklung führen nicht zur Ermüdung. Und das ist ein wichtiges Kennzeichen der ewigen Entwicklung, das ist eine Reserve, die als Möglichkeit der ständigen Tätigkeit ohne Ermüdung wahrgenommen wird.

Das Sternbild Kleine Wasserschlange (HYDRUS) – 51974181981

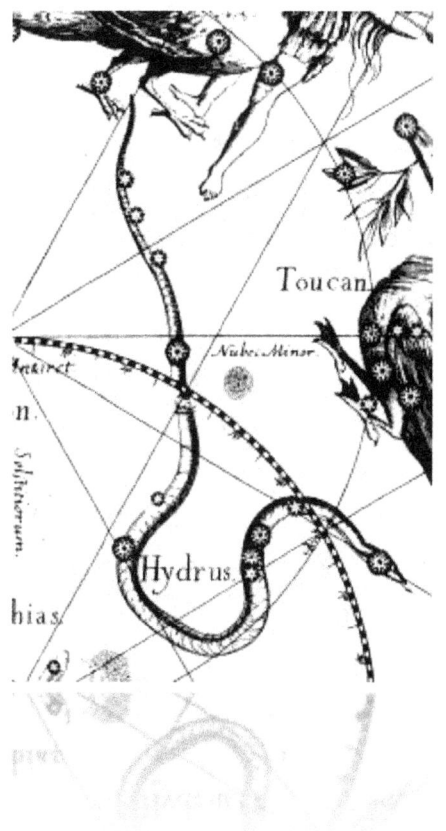

α Kleine Wasserschlange – Kopf der Hydra – **53974859871**
β Kleine Wasserschlange – **61974831981**
γ Kleine Wasserschlange – **30974859871**
δ Kleine Wasserschlange – **89459874851**
ε Kleine Wasserschlange – **31874951861**
ζ Kleine Wasserschlange – **89451389871**
η1 Kleine Wasserschlange – **53874951861**
η² Kleine Wasserschlange – **84854389751**
θ Kleine Wasserschlange – **01964854978**

Wenn man den Stern θ (Theta) Kleine Wasserschlange betrachtet, kann man dort eine bestimmte Ebene des kosmischen Raums feststellen, die die superschnelle Bewegung zwischen den Sternbildern, zwischen den Galaxien charakterisiert, und dabei ist hier eine bestimmte Form des Raums, die den Raum stark verkürzt. Wenn das technische Gerät, das auf der Erde hergestellt wurde, die Struktur des Raums im Bereich des Sterns θ (Theta) Kleine Wasserschlange berücksichtigt, die durch astronomische und wissenschaftliche Forschungen bestimmt werden kann, dann kann der Motor unter Berücksichtigung der Information der Struktur dieses Sterns wie die Materie im Raum superschnell bewegt werden, das heißt, praktisch auf dem Niveau der Systeme der sofortigen Zugangserlangung.

Das ist eins der Prinzipien der Erreichung der Organisation der interstellaren Flüge in Zeitintervalle, die für den Menschen zugänglich sind, oft nur momentane, ohne Distorsion des Menschen. Ein wichtiges Merkmal ist noch, dass die Form oder die natürliche Lebensart des Menschen dabei in keiner Form leidet. Im Gegenteil sogar, solche Bewegungen fördern eine größere Erkenntnis der äußeren physischen Systeme durch den Organismus des Menschen, und es erfolgt eine innere geistige Evolution, die es erlaubt, bei Erhaltung der vollen Form und aller Prozesse des Menschen, das Bewusstsein noch mehr in die Richtung der makromateriellen Systeme zu steuern.

ι Kleine Wasserschlange – **51831421974**

Hier kann man einen solchen Steuerungsprozess betrachten, wenn die Steuerung der makromateriellen Systeme in der Struktur der Zahlenreihe konzentriert ist. Wenn man zum Beispiel bestimmte Strahlen der Entwicklung des Bewusstseins aus der Reihe herausführt, wenn euer Bewusstsein durch die Reihe wie umgebildet wird in eine andere Form, und aus der Reihe geht ein synthetisiertes System des Bewusstseins hervor, das heißt, ein mit der Reihe vereinigtes System, mit der Information der Reihe und es ergibt sich, dass ihr euer Bewusstsein, angefüllt mit dieser Information, besser mit andren Formen der äußeren Welt aneinanderfügen könnt.

Wenn man sich zum Beispiel einen Gegenstand vorstellt, der ein großes Gewicht hat, dann kann man durch die Zahlenreihe der Kleinen Wasserschlange, angepasster steuern, seine Koordinaten in dieser Welt verändern, indem man in ihre Form der Information hineingeht, in eine Art von Ebene, die zu den Objekten gehört, die dem System des Bewusstseins des Menschen ähnlich sind. Es stellt sich heraus, dass man so das Gewicht dieses Systems in großer Entfernung ändern kann, dass man wieder einen Himmelskörper, einen Asteroiden und so weiter, auch einen Kometen, einen Meteoriten ablenken kann. In diesem Fall hat die Kraft nur eures Bewusstseins Bedeutung, weil ihr das Gebiet der Erde oder eines orbitalen Apparats vor Objekten des kosmischen Raums schützen könnt.

© Г. П. Грабовой, 2000

κ   Kleine Wasserschlange – **89454129871**
λ   Kleine Wasserschlange – **64854979871**
μ   Kleine Wasserschlange – **53864121971**
ν   Kleine Wasserschlange – **31964821981**
π1 Kleine Wasserschlange – **64978121981**
π2 Kleine Wasserschlange – **60849129871**
σ   Kleine Wasserschlange – **89384121981**
τ1 Kleine Wasserschlange – **53864121871**
τ2 Kleine Wasserschlange – **53149829871**

Ihr könnt euch in eurer Wahrnehmung zum Beispiel in einer Vorstellung sowohl in großer Entfernung wie auch in kurzer Entfernung sehen. Dabei befindet ihr euch doch immer an einer Stelle, und wenn ihr euch eure eigene Gestalt an einem anderen Ort vorstellt, zieht ihr sie automatisch durch bestimmte Reserven und Systeme eures physischen Organismus an euch. Ganz gleich, welche äußere Gestalt auch verwirklicht wird, selbst in Form von Fotografien, Vorstellungen, wird euer physischer Körper die Information auf sich zurückführen. Das ist ein Faktor, wenn sich in der Verallgemeinerung der Systeme herausstellt, dass der Körper jede Information auf sich bezieht. Das bedeutet, dass daraus folgt, dass euer Körper ewig ist, weil die äußere Welt ewig ist, ebenso wie der Schöpfer der Welt.

Das Sternbild Südliche Krone (CORONA AUSTRALIS) – 51964951971

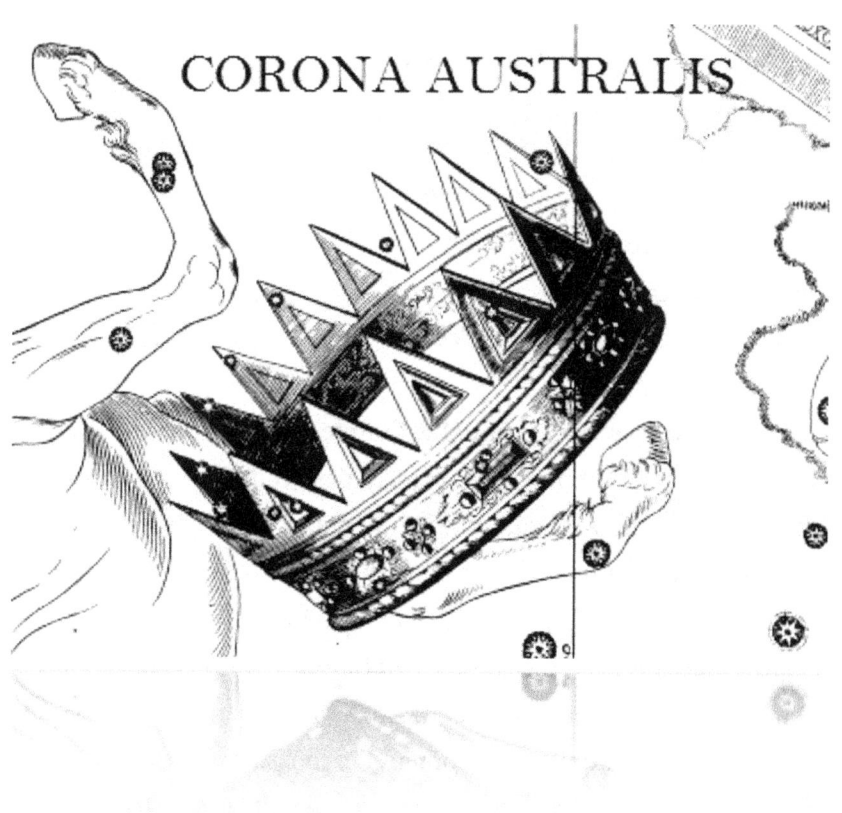

α Südliche Krone – Alfekka Meridian – **53854129871**
β Südliche Krone – **89474231971**
γ Südliche Krone A – **69439859471**
γ Südliche Krone B – **39864129871**

© Г. П. Грабовой, 2000

δ   Südliche Krone – **39650129718**

ε   Südliche Krone – **31684129874**

ζ   Südliche Krone – **30189450864**

η1 Südliche Krone – **64129879881**

η2 Südliche Krone – **89349879861**

θ   Südliche Krone – **30489459471**

κ1 Südliche Krone – **30960120984**

κ2 Südliche Krone – **30459429471**

λ   Südliche Krone – **89459139481**

μ   Südliche Krone – **89564129871**

Ihr könnt die Steuerung einer bestimmten richtungsweisenden Ebene sehen, die in Beziehung zu Objekten des Weltalls, des kosmischen Raums im Ganzen ausgeübt wird. Und dabei, wenn ihr mit dem Bewusstsein in den Punkt dieser Steuerung hineingeht, werdet ihr sehen, dass ihr auch dort seid. Das heißt, jede Steuerung kann man aus der Sicht der Verbindung mit euch nach dem System der allgemeinen Verbindungen betrachten. Ihr könnt sehen: wie ihr steuern müsst, was ihr im konkreten Moment tun müsst, welche Tätigkeit ihr auf der physischen Ebene ausüben müsst, damit sie aus der Sicht des ewigen Lebens und der ewigen Entwicklung von euch und von allen physischen Körpern richtig ist.

Das Sternbild Südlicher Fisch (PISCIS AUSTRINUS) – 31964989471

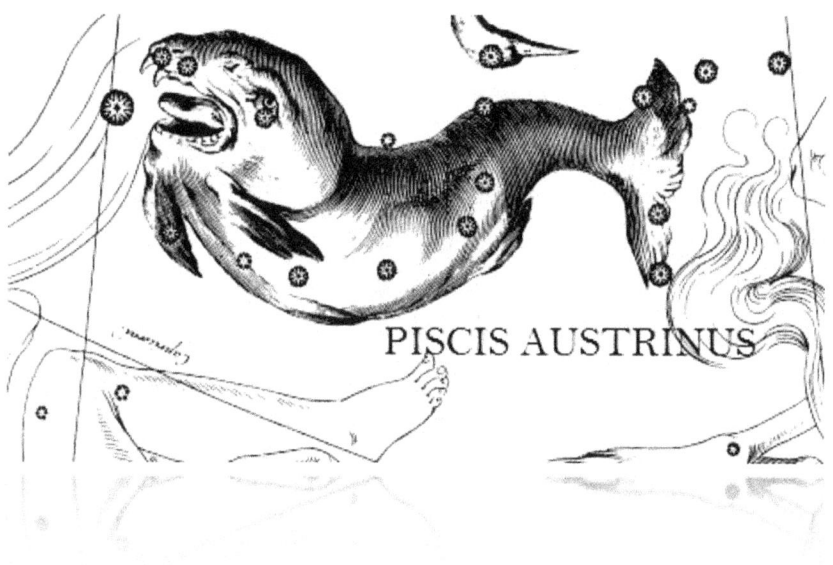

Im Sternbild Südlicher Fisch kann man einen Prozess wie die Steuerung der Struktur des eigenen Bewusstseins in einen Bereich, der noch nicht vom Bewusstsein eingenommen wurde, betrachten. Wenn man den geometrischen Bereich im Raum nutzt, der dem Südlichen Fisch entspricht, kann man zum Beispiel in Gedanken den-Strahl verbinden, der vom Körper, vom Kopf des Menschen aus geht und dabei, wenn er gedanklich durch das Sternbild Südlicher Fisch geht, mechanisch ein Leuchten über dem Kopf hinzufügt, nachdem er das Eindringen in den erweiterten Bereich der Steuerung über die Struktur der ewigen Entwicklung vergrößert hat.

Dabei muss man beim Durchgehen dieses Strahls die Steuerung schnell machen, damit keine die Wahrnehmung ablenkenden Geräusche erfolgen. Man kann sich das so vorstellen, dass ein Fisch, der im Wasser schwimmt, keine besonderen Geräusche erzeugt. Man muss die Struktur, die im kollektiven Bewusstsein in Bezug auf die Fische besteht und die Struktur der Steuerung, die ihr laufend ausübt, aneinander fügen können. Überhaupt ist das Prinzip des Zusammenpassens eurer Steuerung mit dem bekannten Niveau der Steuerung im kollektiven Bewusstsein ein wichtiges Prinzip der Entwicklung des gesamten Bewusstseins. Wenn ihr, ausgehend von der Steuerung im Sternbild Südlicher Fisch, seht, dass man die Schichten des kollektiven Bewusstseins auf das Niveau der Optik in die Struktur der ewigen Entwicklung erheben muss, dann kann man das durch dieses Sternbild tun, indem man die Struktur der Steuerung über dieses Sternbild nutzt.

α Südlicher Fisch – Fomalgaut – **51964871931**

β Südlicher Fisch – **64831941981**

γ Südlicher Fisch – **60459839871**

δ Südlicher Fisch – **89564851981**

ε Südlicher Fisch – **31064958974**

ζ Südlicher Fisch – **30950140981**

η Südlicher Fisch – **89489131961**

θ Südlicher Fisch – **31874851968**

ι Südlicher Fisch – **01974851961**

λ Südlicher Fisch – **01451821969**
μ Südlicher Fisch – **06453129871**
π Südlicher Fisch – **89349129871**
τ Südlicher Fisch – **60849851908**
υ Südlicher Fisch – **21931421871**
5 Südlicher Fisch – **38964129871**
6 Südlicher Fisch – **38064921978**
7 Südlicher Fisch – **39854929871**
8 Südlicher Fisch – **39464121978**
13 Südlicher Fisch – **38978129864**
19 Südlicher Fisch – **01960121988**
21 Südlicher Fisch – **30420140968**

Ihr könnt die Bewegung der Information als das Volumen betrachten, das immer neben euch ist, ihr könnt immer verstehen, dass ihr die Information betrachten könnt, über sie verfügen könnt, sie bewegen könnt. Und dieses immer daneben Befinden der Information garantiert euch das ewige Leben in einem physischen Körper.

Das Sternbild Kreuz des Südens (CRUX) – 51849321871

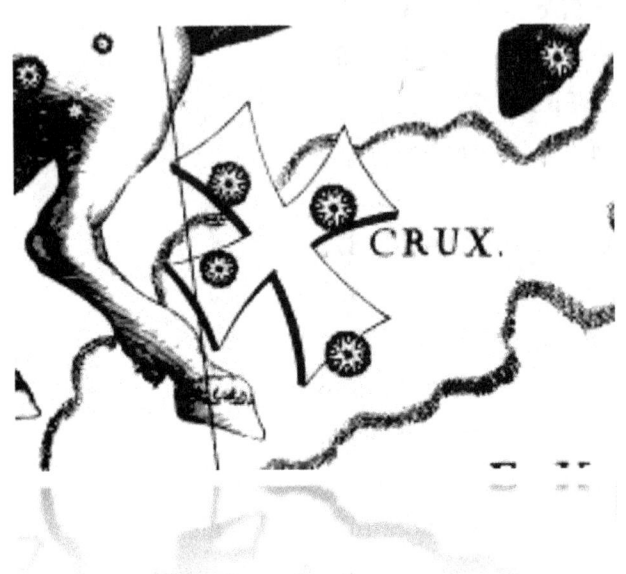

α 1 Kreuz des Südens – Acrux – **53964121871**
α2 Kreuz des Südens – Acrux – **31854981961**
β   Kreuz des Südens – Becrux – **39874219878**
γ   Kreuz des Südens – Gacrux – **01949121981**
γ   Kreuz des Südens – Gacrux – **49849121961**
δ   Kreuz des Südens – Decrux – **51429879861**
ε   Kreuz des Südens – **50164959871**
ζ   Kreuz des Südens – **01969121951**
η   Kreuz des Südens – **59401629471**

θ1 Kreuz des Südens – **58974989451**
θ2 Kreuz des Südens – **50964129871**
ι   Kreuz des Südens – **09864929871**
κ   Kreuz des Südens – **20864920971**
λ   Kreuz des Südens – **09864129871**
μ1 Kreuz des Südens – **54958129871**
μ2 Kreuz des Südens – **06958129871**

Man kann die kreuzförmige Ausbreitung der Information betrachten, wenn sich eine Ebene der Information mit der anderen schneidet. Dabei entsteht im Schnittpunkt die nächste Ebene der Information. Auf diese Weise reproduziert jede Information immer die nächste. Folglich könnt ihr euch immer in allen zukünftigen, unendlichen Ereignissen realisieren, das bedeutet, ewig sein. Ihr könnt immer ewig sein, wenn ihr wollt, und unter besonderen Bedingungen auch, wenn ihr nicht daran denkt.

Das Sternbild Südliches Dreieck
(TRIANGULUM AUSTRALE) – 53968129871

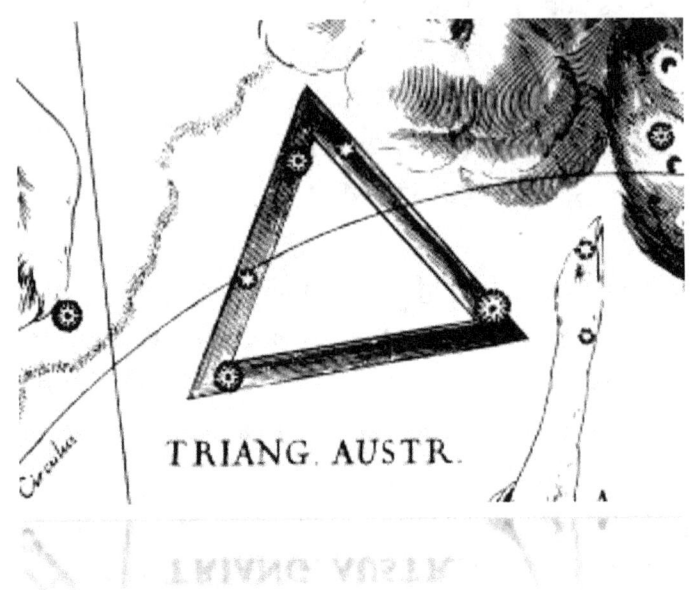

α Südliches Dreieck – Atria – **50149880891**
β Südliches Dreieck – **50506121971**
γ Südliches Dreieck – **38948129871**
δ Südliches Dreieck – **01654821978**
ε Südliches Dreieck – **08439129471**
ζ Südliches Dreieck – **05431659871**
η1 Südliches Dreieck – **09854129871**
θ Südliches Dreieck – **08945121961**
ι Südliches Dreieck – **39014959871**
κ Südliches Dreieck – **31874951864**

Ihr könnt alle fernen Sterne so sehen, wie sie wirklich sind. Aber ihr könnt sie durch das Bewusstsein umbilden. Und auf der Ebene der Seele stellt sich alles an seinen Platz, also seht in eure Seele und harmonisiert alles in der Wahrheit der Erkenntnis.

Das Sternbild Eidechse (LACERTA) – 21864931901

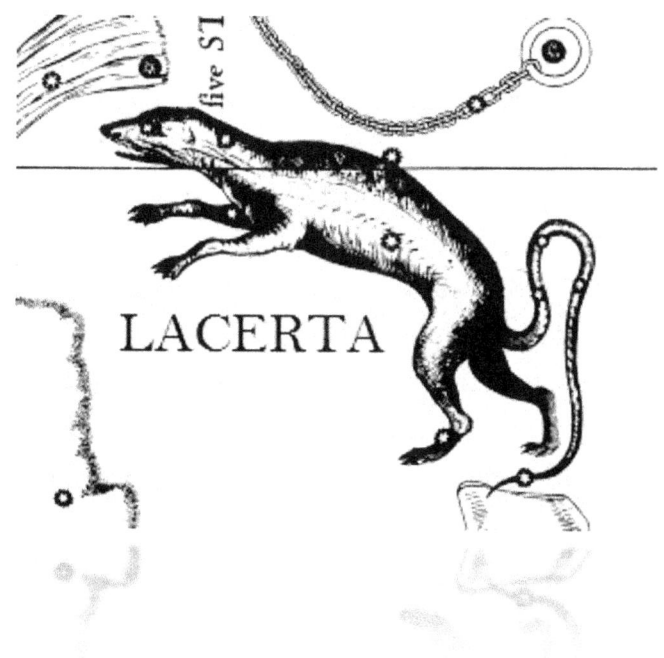

α Eidechse – **09854929871**
β Eidechse – **39649751989**
1 Eidechse – **61389421348**
2 Eidechse – **69384129378**

© Г. П. Грабовой, 2000

4 Eidechse – **01654121981**
5 Eidechse – **69010429878**
6 Eidechse – **31084921084**
8 Eidechse – **31384121871**

Im Bereich des Sterns 8 Eidechse ist der Bereich der Steuerung entwickelt, entsprechend den Strukturen der Verjüngung. Wenn man die Zahlenreihe nutzt, die dem Stern Eidechse entspricht, kann man verjüngt werden, kann die Prozesse der Verjüngung beschleunigen und so den Organismus bei ewiger Entwicklung in einer bestimmten Altersnorm halten. Dabei kann die Altersnorm durch die Steuerung selbständig ausgewählt werden.

9 Eidechse – **31981331864**

In der Information, die diesem Stern 9 Eidechse entspricht kann man bei Konzentration an diesem Punkt des kosmischen Raums sehen, dass die bestimmten Altersmerkmale, in deren Rahmen die Beibehaltung des Alters bei einem ewigen Leben des Menschen erfolgt, die Eigenschaften des Wechsels besitzen. Das heißt, man kann sehen, dass die Wechselwirkung der Raumsysteme zwischen dem Stern 8 Eidechse und 9 Eidechse in der Form verläuft, dass der Übergang von einem Alter zu einem anderen – auch eine Steuerung durch das Bewusstsein ist.

Man kann sehen, wie der Mensch durch die Struktur seines Bewusstseins sein Alter vergrößert, und dabei ist es möglich, es durch das Bewusstsein in einer Position zu fixieren, oder ein bestimmtes Alter zu erreichen, oder für eine beliebige Zeitdauer ein Alter beizubehalten. Die Fixierung des Alters kann sehr genau sein, bis zu konkreten kleinen Intervallen, die dem konkreten Alter entsprechen. Gemeint ist damit, bis zu Stunden, Minuten usw.

10 Eidechse – **51931421861**
11 Eidechse – **89064821949**
12 Eidechse – **51964121981**
13 Eidechse – **58431728971**
14 Eidechse – **50149861971**
15 Eidechse – **21831808961**
16 Eidechse – **80888848998**

Ihr könnt Sterne sehen, die sich in verschiedenen Sternbildern befinden, gleichzeitig mit eurem Bewusstsein. Man kann sein Bewusstsein in verschiedene Sternbilder verbreiten. Dabei seht ihr, je breiter ihr den Gedanken über den Zugang zu verschiedenen Sternbildern verbreitet, desto mächtiger ergreift euch dieser Gedanke in Richtung der ewigen Entwicklung. Er schafft das Licht, das in euren Körper dringt und zum Motor des Körpers in die Ewigkeit wird. Das ist eine effektive Methode, die es ermöglicht, durch die innere Energie tatsächlich euer ewiges Leben in einem physischen Körper zu realisieren. In eurem physischen Körper könnt ihr unter Nutzung der Information des Sternbilds Eidechse das ewige Leben für euch und für alle realisieren, und dann schon solche Erkenntnissysteme an andere weiterreichen, einfach die Strahlen übermitteln, die von eurem Denken sofort in alle Sternbilder gehen.

© Г. П. Грабовой, 2000